온 가족이 함께하는

내 몸을 살리는
해독주스

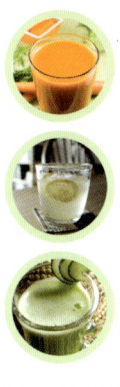

자연과 사람 편

아이템북스

| 읽기전에 |

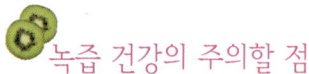
녹즙 건강의 주의할 점

자연의 방법으로 체질을 개선하기 위해 잊어서는 안 되는 중요한 일은, 생녹즙의 형태로 섭취한 자연 식품은 전신에 규칙적인 해독 및 청소 작업을 한다는 것이다. 해독 및 청소가 이루어지고 있는 신체의 각부에서는, 어느 기간 동안 고통을 느낄 수도 있고 또 그것이 보통이다. 때로는 병에 걸린 듯한 느낌마저 드는 일이 있다. 그러나 신선한 녹즙을 만든 즉시 섭취한다면 그 때문에 병이 생긴다고 할 수 없다.

또한, 신체의 내부에서는 청소와 치유 과정이 이루어지고 있는 것이므로 녹즙을 충분히 먹은 뒤에 그런 불쾌감을 느끼는 것은 빠를수록 좋은 일이다. 반응이 빠르면 그만큼 효과가 빠르기 때문이다.

일생 동안 신체에 축적된 독소毒素를 아무리 녹즙을 가지

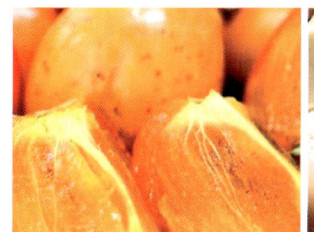 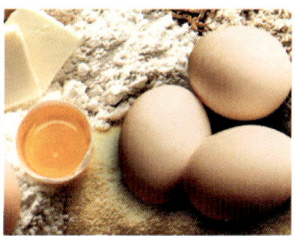

고 제거한다고 하여도, 하룻밤 사이에 몸 밖으로 배출하기는 불가능하다. 어느 정도의 시간은 걸리는 법이다.

녹즙을 먹은 후에 피부가 노란색 또는 갈색을 띠는 일이 있으나, 이것은 배설 기관이 처리할 수 없을 정도의 오래된 담즙과 다른 노폐물을 간장이 배설하고 남은 약간의 것이 피부 구멍을 통해 나타나는 현상이기 때문이며, 이것은 완전히 정상적인 작용이기도 하지만 신체가 중독되어 있을 때도 그런 일이 일어난다.

그러나 이 착색은 조금만 휴식을 취하면 곧 없어지는 것이 보통이다. 자연의 생식품과 신선한 생녹즙, 과일즙을 매일 규칙적으로 마시면 우리의 신체는 다시 재생되고, 몸 속의 노폐물이나 장해물이 해독되어 건강과 에너지와 활력을 받

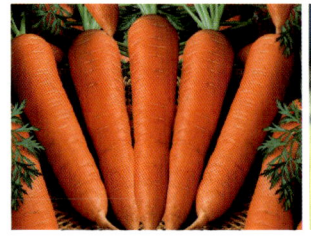 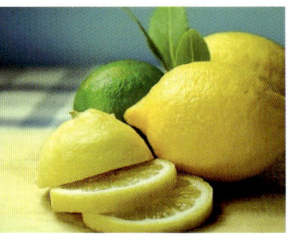

게 된다.

    생녹즙을 만드는 데 사용하는 기계와 도구 및 그 실내는 항상 적절한 청소와 멸균에 힘쓰지 않으면 안 된다. 생녹즙은 그 보관이 대단히 까다로워 위생적으로 보관하려면 모든 주의를 기울여야 한다.

    녹즙은 만든 후 빠른 시간 안에 먹지 않으면 성분이 파괴된다. 냉장고에 넣지 않는 한, 보온병에 넣어도 한나절 이상 두지 않는 것이 좋다.

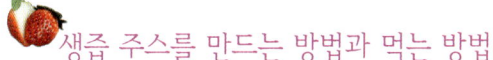
생즙 주스를 만드는 방법과 먹는 방법

◎ 생즙은 반드시 즉시 마시는 것이 좋다

비타민C는 공기에 노출되면 산화되어 감소되고, 성분도 변하므로 생즙을 만들면 즉시 마신다. 모든 생즙은 영양분을 상실하지 않게 하기 위해서라도 되도록 빨리 마시는 것이 좋다.

◎ 생즙은 차겁게 각얼음을 사용해서 마시는 것이 좋다.

생즙은 냉하면 향이나 풍미가 부드러워서 마시기가 좋다. 또한 산화작용을 어느 정도 방지할 수가 있다. 생즙에 얼음을 띄워서 마시면 영양소가 파괴되지 않아서 좋다. 특히 아침 공복시에 마시면 매우 효과적이다.

◎ 재료를 바꿔가며 만드는 것이 좋다.

생즙을 매일 똑같이 마시면 싫증이 나기 쉽다. 그럴 때는 재료의 배합이나 보조 재료를 바꿔서 맛을 다르게 하는 것도 좋은 방법이다.

◑ 아침 공복에 마시는 것이 좋다.

아침 식전에 생즙을 마시면 신진대사를 원활하게 촉진시켜 상쾌한 기분을 느끼게 된다. 또한 밤늦게까지 일을 하고나서 배가 고플 때 우유를 혼합하거나 요구르트를 약간 넣으면 피로가 쉽게 풀리고 잠도 잘 온다.

◑ 단맛甘味을 넣는 경우

생즙은 건강을 위해서 마시기 때문에 감미는 되도록 설탕보다는 벌꿀을 첨가하는 편이 좋다. 설탕은 99%가 당질이나 벌꿀의 당분은 포도당과 과당으로서 체내에서 흡수가 빠르고 효과가 있다.

설탕을 사용할 경우에는 흑설탕을 사용하면 좋다.

◑ 과즙果汁을 넣는 경우

레몬즙을 야채즙에 첨가하면 풋내가 없어지고 풍미가 좋다.

풋내나 쓴맛을 없애려면 레몬껍질을 반 정도 찧어서 즙을 내어 배합하면 좋다.

🟢 우유나 요구르트를 넣는 경우

야채생즙에 우유나 요구르트를 넣으면 마시기 쉽고 영양 면에서도 효과가 있다. 또 우유에는 비타민 · 칼슘 등이 풍부하므로, 생즙에 우유를 가해서 마시면 좋다.

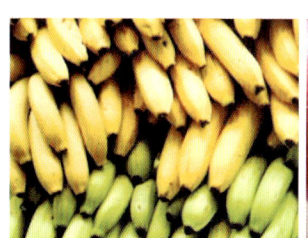
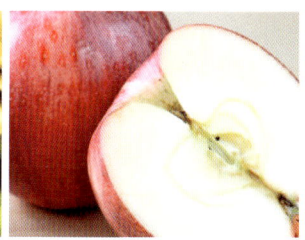

차례

읽기전에 | 4

해독 주스 | 12
사과, 샐러리 주스 | 14
바나나 주스 | 16
양배추 주스 | 18
피망, 당근 주스 | 20
쑥 · 사과주스 | 22
당근 · 샐러리 주스 | 24
미나리, 양배추 주스 | 26
수박, 오이 주스 | 28
아스파라거스 | 30
샐러리, 토마토 주스 | 32
파인애플 · 사과 주스 | 34
포도 주스 | 36
감 · 양배추 주스 | 38
복숭아 주스 | 40
쑥갓 · 샐러리 주스 | 42
무 · 귤 주스 | 44
미나리 주스 | 46
시금치 주스 | 48

알로에 주스 | 50
당근계란 주스 | 52
차조기잎 · 파슬리 주스 | 54
마 · 샐러리 주스 | 56
샐러리 · 밀감 주스 | 58
표고버섯 · 사과주스 | 60
파파야주스 | 62
무화과 · 살구주스 | 64
쑥 · 사과 주스 | 66
바나나 · 우유주스 | 68
다시마 · 양배추 주스 | 70
포도 · 당근 주스 | 72
배 · 달걀환자 주스 | 74
시금치 · 두유주스 | 76
야채믹스 주스 | 78
파인애플 주스 | 80
감잎주스 | 82
컴프리 주스 | 84
사과요구르트 주스 | 86

금귤 · 무주스 | 88
샐러리 · 샐러드 야채주스 | 90
샐러드 · 바나나주스 | 92
감주스 | 94
석류주스 | 96
머루주스 | 98
오디주스 | 100
쑥 생즙주스 | 102
생강주스 | 104
샐러리주스 | 106
오이주스 | 108
아욱주스 | 110
미나리 · 당근 주스 | 112
근대주스 | 114
순무주스 | 116
딸기주스 | 118
감자주스 | 120
씀바귀주스 | 122
익모초주스 | 124

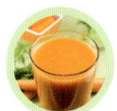 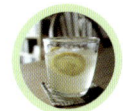 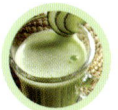

도꼬마리주스 | 126
무주스 | 128
연근주스 | 130
토마토주스 | 132
구기자주스 | 134
부추주스 | 136
노야기주스 | 138
파주스 | 140
선인장주스 | 142
당근주스 | 144
배추주스 | 146
상추주스 | 148
파슬리주스 | 150
민들레주스 | 152
귤주스 | 154
레몬주스 | 156
배주스 | 158
모과주스 | 160
솔잎주스 | 162

도라지주스 | 164
다시마 주스 | 166
표고버섯 주스 | 168
케일주스 | 170
양파주스 | 172
인삼주스 | 174
평지 · 파슬리주스 | 176
당근 · 파슬리 주스 | 178
꽃양배추주스 | 180
평지 · 당근주스 | 182
콩가루 드링크주스 | 184
파슬리 · 밀감주스 | 186
양배추 샐러리주스 | 188
평지 · 사과주스 | 190
비타민C주스 | 192
당근 · 참마주스 | 194
양파 · 샐러리주스 | 196
배 · 포도주스 | 198
베아프르츠쉐이크 | 200

매실 · 푸른차조기주스 | 202
파슬리믹스주스 | 204
당근 · 시금치주스 | 206
두유 | 208
토마토 · 양상추주스 | 210
팥 · 밀트믹스 주스 | 212
딸기 · 야채주스 | 214
파인애플 · 야채 주스 | 216
토마토 · 사과주스 | 218
파슬리 · 샐러리주스 | 220
비타민A주스 | 222
당근 · 샐러리 주스 | 224
감 · 무청주스 | 226
토마토 밀크주스 | 228
토마토 · 양배추주스 | 230
평지 · 파인주스 | 232
사과 · 인삼 주스 | 234
토마토 · 사과주스 | 236

해독 주스

다이어트, 변비해소

　　과일과 채소를 갈아 만든 해독주스는 몸의 신진대사를 활발하게 하고 노폐물과 독소를 중화시켜 면역 기능도 상승하게 한다. 변비 및 피부 개선 효과까지도 기대할 수 있다.
해독주스는 기본적으로 채소 등을 썰어 넣고 생수를 잠길 정도로 부은 뒤 삶아 물과 채소를 함께 갈아 마시는 다이어트 방법이다. 즉, 갈아낸 야채뿐만 아니라 삶는 데 사용한 물까지 식혀 함께 갈아 마셔야 하는 것이다. 재료는 기본적으로 6가지 정도로 각각 동등한 비율로 갈아서 먹는다.

- 브로콜리, 당근, 양배추, 토마토 등을 삶고 사과와 바나나를 첨가해 식힌 물과 함께 갈아 완성한다.
- 변비가 심하다면 양배추와 당근, 키위, 바나나를 넣은 해독주스가 다이어트 효과를 발휘한다.
- 브로콜리 1개, 당근 1/2개, 토마토 2개, 양배추 1/4개, 바나나 사과, 키위

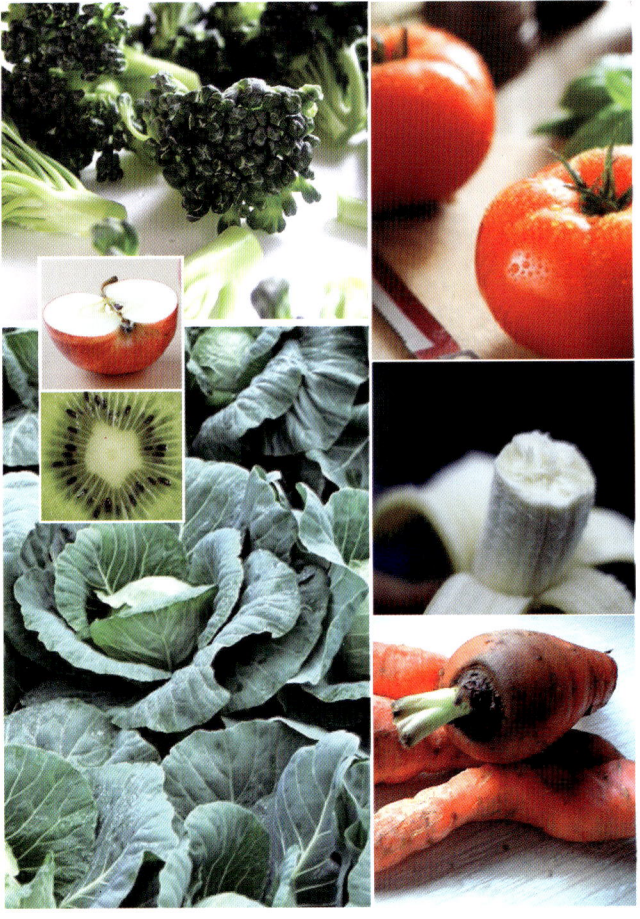

사과 · 샐러리 주스

혈압강화, 변비해소

사과즙은 신체를 튼튼하게 하고 정화한다. 칼륨 및 나트륨, 인이 풍부하다. 기름진 음식물의 소화를 도와 대사 작용을 하고, 신장腎臟에 좋으며 장의 운동을 촉진한다. 뛰어난 혈액정화제로서 변비便秘, 간장 기능부전, 발진, 안색이 좋지 않은 사람과 빈혈에 좋다.

샐러리는 철분이 많아 조혈造血에 크게 작용하고 메치오닌은 간의 작용을 도와주며 지방성간이 안 되게 하는 필수아미노산이 함유되어 있다.

샐러리 반줄기 정도면 하루에 필요한 비타민B_1의 3분지1 이상을 섭취하게 된다.

- 사과, 샐러리, 당근, 요구르트 적당량을 넣어 넣고 주스를 만든다.

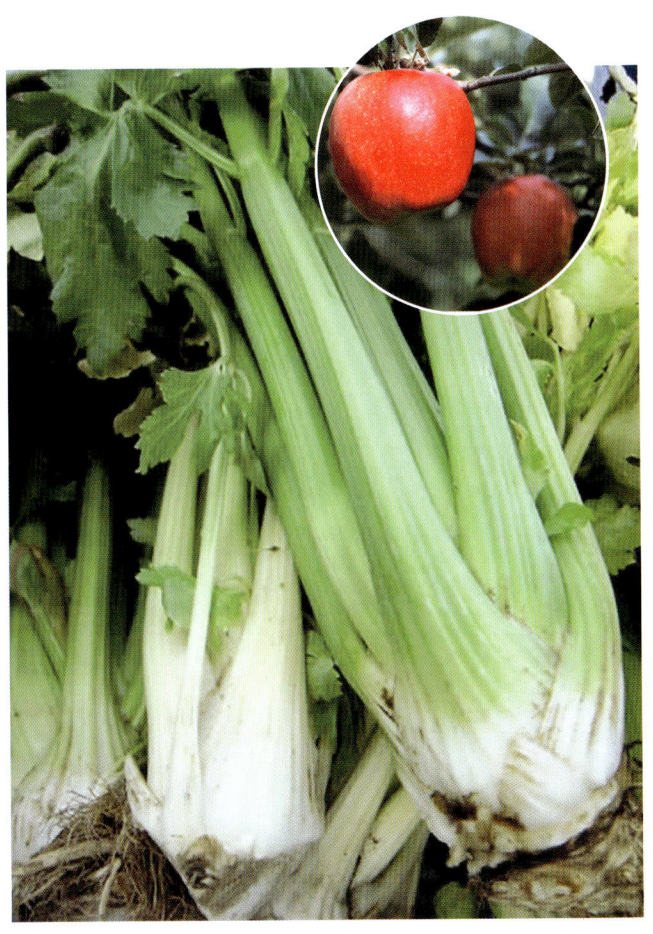

바나나 주스

변비예방, 위장장애

바나나는 과일 중에서 칼로리가 가장 높고 당질이 많은 식품이다. 지방과 나트륨이 적기 때문에 심장병, 간경변 등 나트륨의 부담을 경계해야 할 환자도 안심하고 먹을 수 있다.

당질은 소화흡수가 잘 되므로 위장장애나 설사 또는 위하수 증세가 있는 사람에게도 좋은 식품이다.

바나나는 껍질에 갈색반점이 하나 둘 나타났을 때가 맛이 제일 좋다. 바나나는 12℃ 이하의 찬 곳에서는 저온 장해를 일으키므로 냉장고에 넣어 두는 것은 쉽게 변질시키는 결과가 되는 것이다.

- 바나나, 벌꿀, 우유 적당량을 넣어 믹서에 넣고 주스를 만든다.

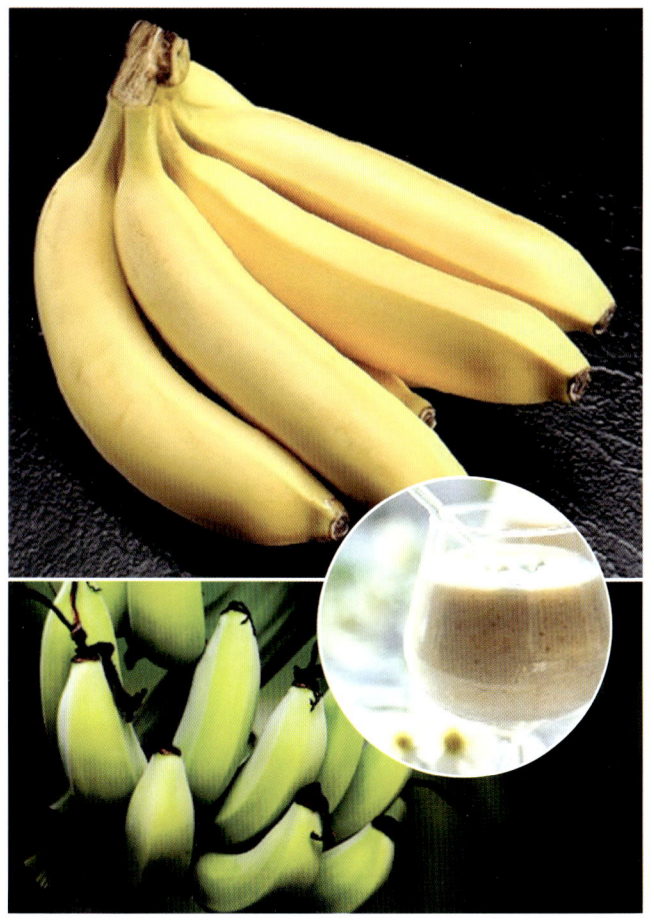

양배추 주스

위궤양, 십이지장궤양

위궤양에 좋은 효능을 나타내는 비타민U가 들어 있다. 양배추는 민간요법에서 많이 쓰는데 씨는 잠을 오게 하는 작용이 있어 불면증에 좋다.

양배추 주스는 강장제로 유효하며 당뇨병환자가 장복하면 좋고 과음한 다음날 양배추 수프를 먹으면 위를 보호한다.

또한 양배추는 유황과 염소를 다량으로 가지고 있으며 상당량의 요오드를 함유하고 있다. 유황과 염소는 하나로 되어 위장의 점막을 깨끗하게 한다. 양배추 즙은 한 가지만 그대로 마시거나 또는 소금을 넣지 않고 취해야 한다.

- **양배추, 요구르트**를 적당량 넣어 믹서기에 넣고 주스를 만든다.

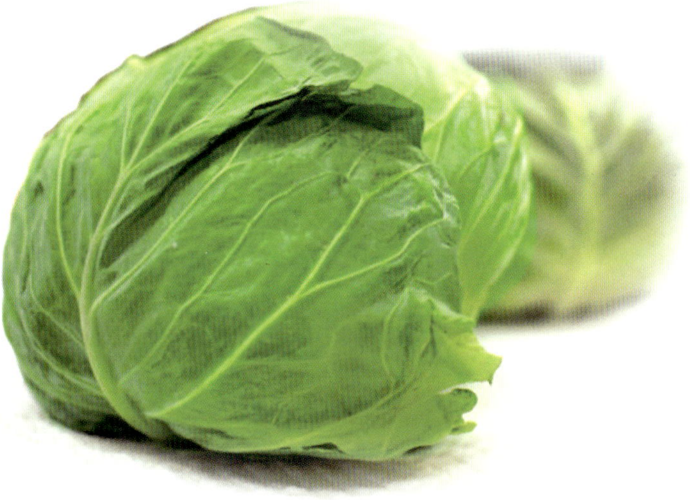

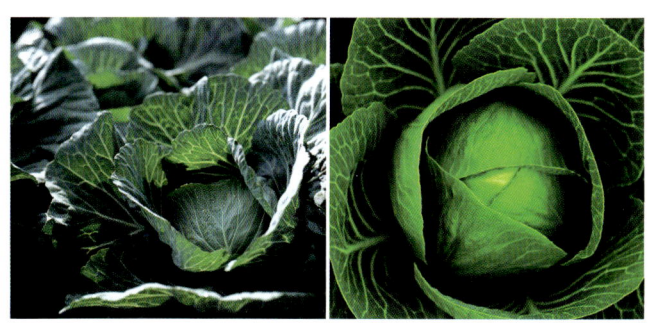

피망 · 당근 주스
해독작용, 빈혈, 모발생육

피망은 비타민A와 C가 풍부한 대표적인 녹황색 채소이다. 중간쯤 되는 크기의 피망을 하루에 2~3개 정도 먹으면 비타민C의 하루 필요량이 충족되는 것이다.

당근은 비타민A가 동물의 간과 비교될 정도로 많이 들어 있으므로 채소 중에서는 비타민A의 왕이라 할 수 있다.

당근의 붉거나 노란 색소는 카로틴인으로 우리 몸안에서 비타민A로 변하여 이용된다.

빈혈, 저혈압, 야맹증, 피부미용에 좋다. 날것으로 먹을 때 석유 냄새가 나는 일이 있는데 그것은 당근의 독특한 향기 성분이므로 혼합해서 먹으면 향기가 좋다.

- 피망, 당근, 벌꿀, 요구르트 등을 적당량 믹서에 넣고 주스를 만든다.

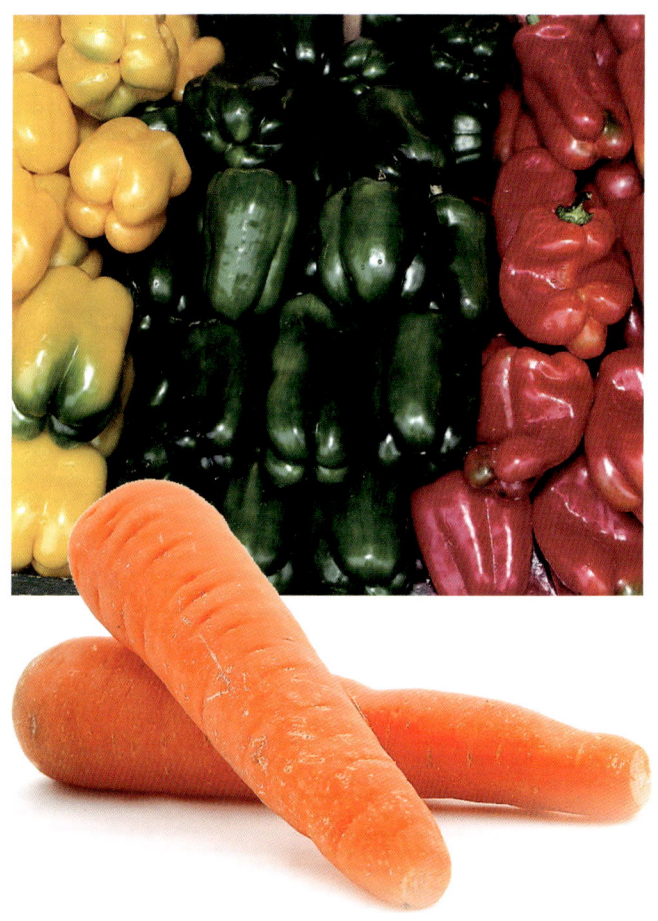

쑥 · 사과 주스

피로회복, 저항력강화

쑥에는 비타민A와 C의 함량이 많고 치네올이라는 정유精油가 독특한 쑥냄새를 나게 한다. 쑥은 우리 몸의 나쁜 기운을 제거하고 수명을 길게 한다고 알려져 왔다.

재생, 부활, 살균, 소염 작용이 강하여 주로 뜸에 이용되며 배가 자주 아플 때 쑥으로 즙을 내어 아침 공복시에 먹으면 통증이 한결 나아진다. 약쑥은 바닷가나 섬에서 채취한 것이 약효가 좋은 것으로 알려져 있다.

사과 성분 중 중요한 것은 당분, 유기산, 펙틴이다.

당분은 대부분이 포도당과 과당으로서 흡수가 잘되며 유기산은 0.5% 정도로 사과산, 구연산, 주석산酒石酸 등이 들어있어 우리 몸 안에 쌓인 피로물질을 빨리 분해시킨다.

- 쑥, 사과, 벌꿀, 요구르트를 적당량 믹서에 넣어 주스를 만든다.

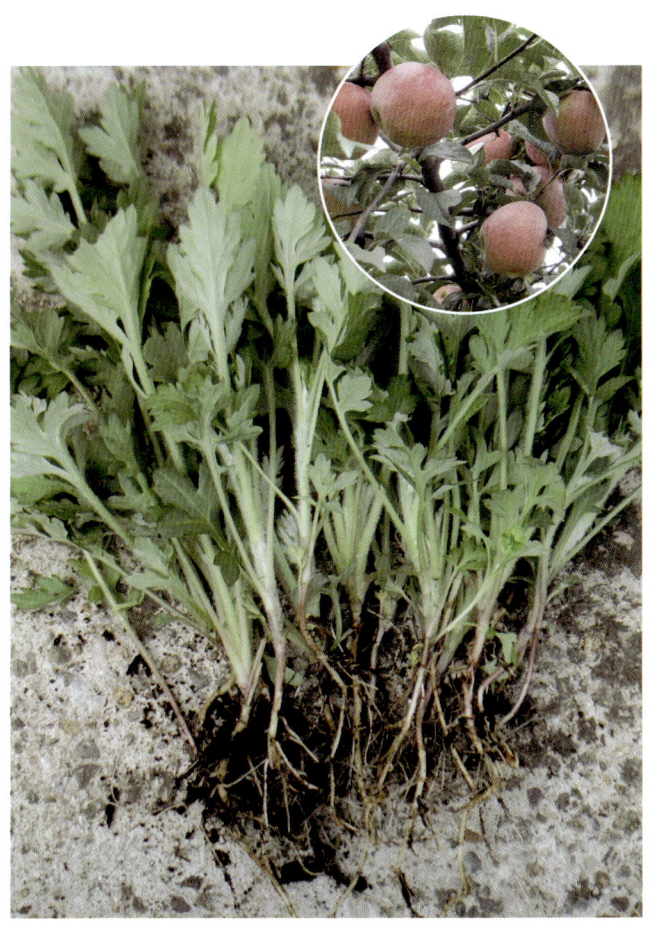

당근·샐러리 주스
눈의 피로, 간기능강화

칼륨이 풍부하여 이 혼합 주스는 실제로 유기 미네랄과 염분을 전반적으로 함유한다. 생으로 섭취하면 칼륨즙은 노소를 불문하고 아주 좋은 음식물이다.

샐러리와 반반씩 혼합한 것은, 기상시 위의 상태를 조정해 주는 점에서 우수하다. 샐러리는 철분이 많아 조혈造血에 크게 작용하고 메치오닌은 간의 작용을 도와주며 지방성간이 안되게 하는 필수아미노산인 것이다.

샐러리 반줄기 정도면 하루에 필요한 비타민B1의 3분의1 이상을 섭취하게 된다.

- 당근, 샐러리, 벌꿀, 우유나 요구르트를 적당량 믹서에 넣어 주스를 만든다.

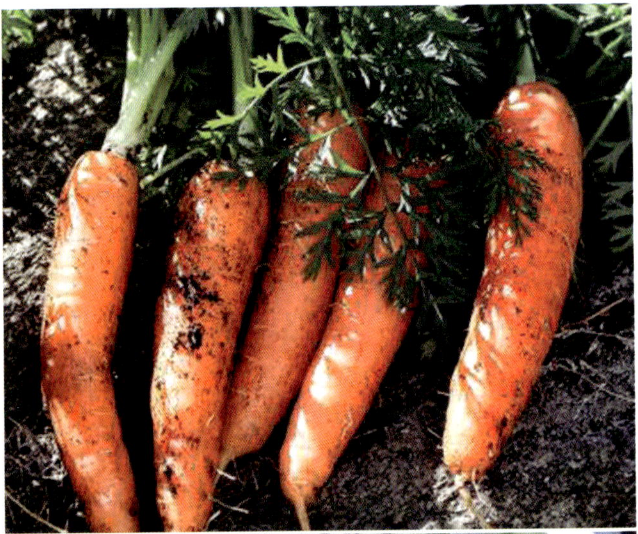

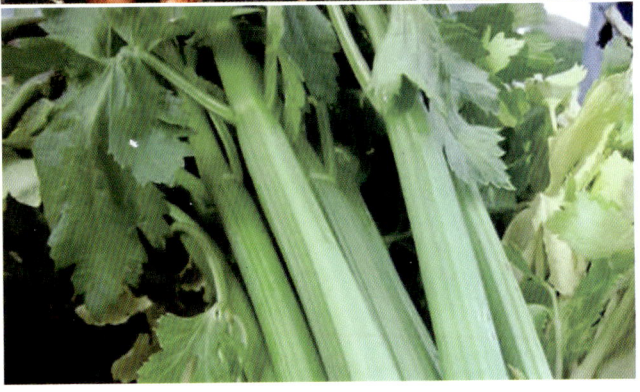

미나리 · 양배추 주스
혈압강하, 위장장애

미나리는 독특한 향기가 있어 입맛을 돋구어 준다. 또 철분이 풍부하며 섬유가 있어 변비에 좋다. 혈압강하, 해열, 진정, 일사병 등에 효과가 있고 땀띠가 심할 때 즙을 바르면 잘 낫는다.

위궤양에 좋은 효능을 나타내는 비타민U가 들어 있다.

양배추는 민간요법에서 많이 쓰는데 씨는 잠을 오게 하는 작용이 있어 불면증에 좋다. 양배추 주스는 강장제로 유효하며 당뇨병환자가 장복하면 좋다. 과음한 다음날 양배추 수프를 먹으면 위를 보호한다.

또한 미나리는 카로틴이나 비타민B_{21}, 칼슘, 철 등이 풍부함으로, 체력 향상에 중요한 야채이다. 살갗이 거칠어질 때나 변비 등에도 좋다.

- 미나리, 양배추, 사과, 벌꿀, 우유나 요구르트를 적당량 믹서에 넣고 주스를 만든다.

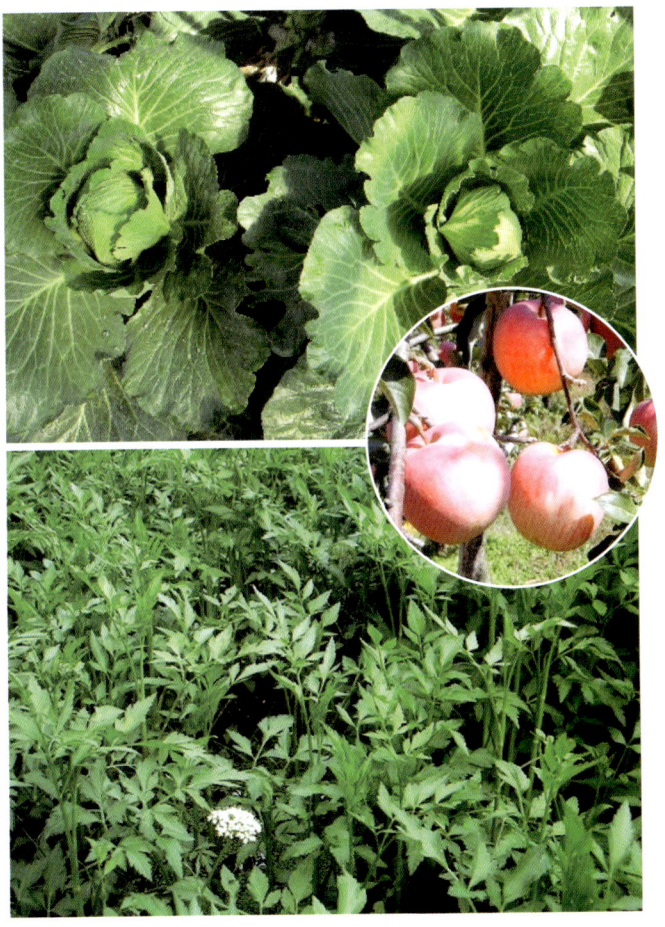

수박 · 오이 주스

부종치료, 이뇨작용

수박은 이뇨제로서 부종에 효과가 있으므로 수박탕을 만들어 먹으면 신장병에 좋다. 요도염, 방광염에 좋으며, 염증을 없애고, 해열하는 효과도 있다.

수박은 평소에 병이 잘 나거나 위하수인 사람은 설사를 하기 때문에 많이 먹으면 좋지 않다.

오이즙은 가장 좋은 이뇨제로서 오줌의 분비를 촉진한다. 오이즙은 특히 당근, 시금치즙과 혼합하면 규소와 유황의 함유량이 많기 때문에 모발의 성장도 촉진한다.

오이즙은 칼륨 40%이상, 나트륨 10%, 칼슘 75%, 유황 20% 그리고 염소 7%를 포함한다.

- 수박, 오이껍질째, 벌꿀, 우유 적당량을 믹서에 넣어 주스를 만든다.

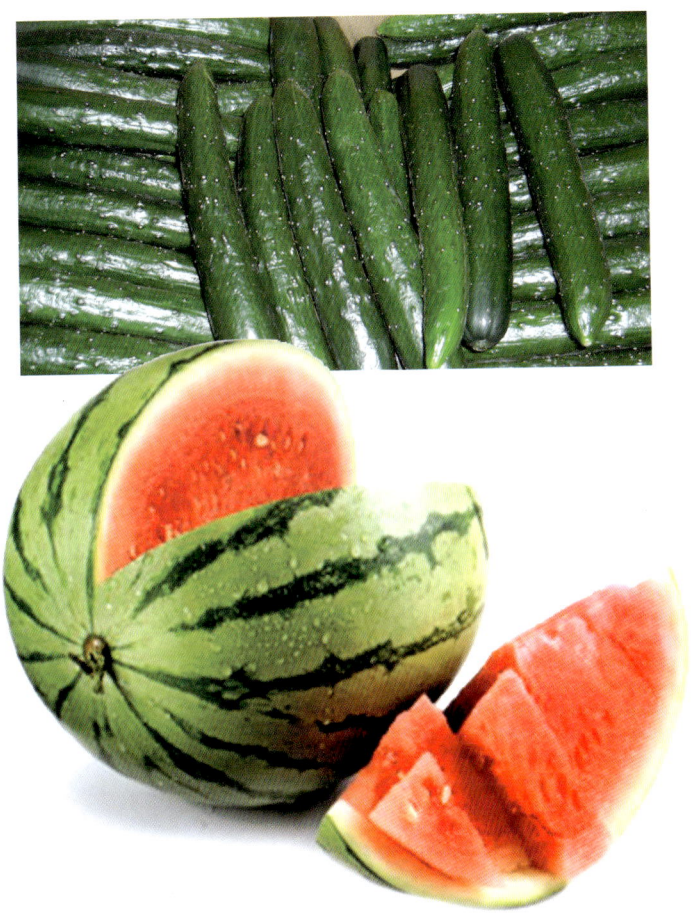

아스파라거스 주스

고혈압, 류머티즘

아스파라거스즙을 복용하면 고협압에 효과가 좋다. 당뇨병과 빈혈증은 그것에 특효가 있는 야채즙과 아스파라거스를 혼용하면 효과가 있다.

아스파라거스즙은 신장 속이나 모든 근육계의 수산蓚酸의 결정을 붕괴시키므로 류머티즘, 신경통에 효과가 있다.

류머티즘은 요소尿素를 과잉 생성시키는 육류나 유제품의 최종산물이 다량의 요소를 만드는 결과로 생긴다.

우리의 신체는 이른바 '완전한 단백질'을 완전히 소화시키지 못하므로 그것을 먹음으로써 생기는 요산尿酸의 대부분이 근육 중에 흡수되게 된다.

- 아스파라거스, 무, 벌꿀, 사과를 믹서에 넣고 요구르트를 적당량 넣어 주스를 만든다.

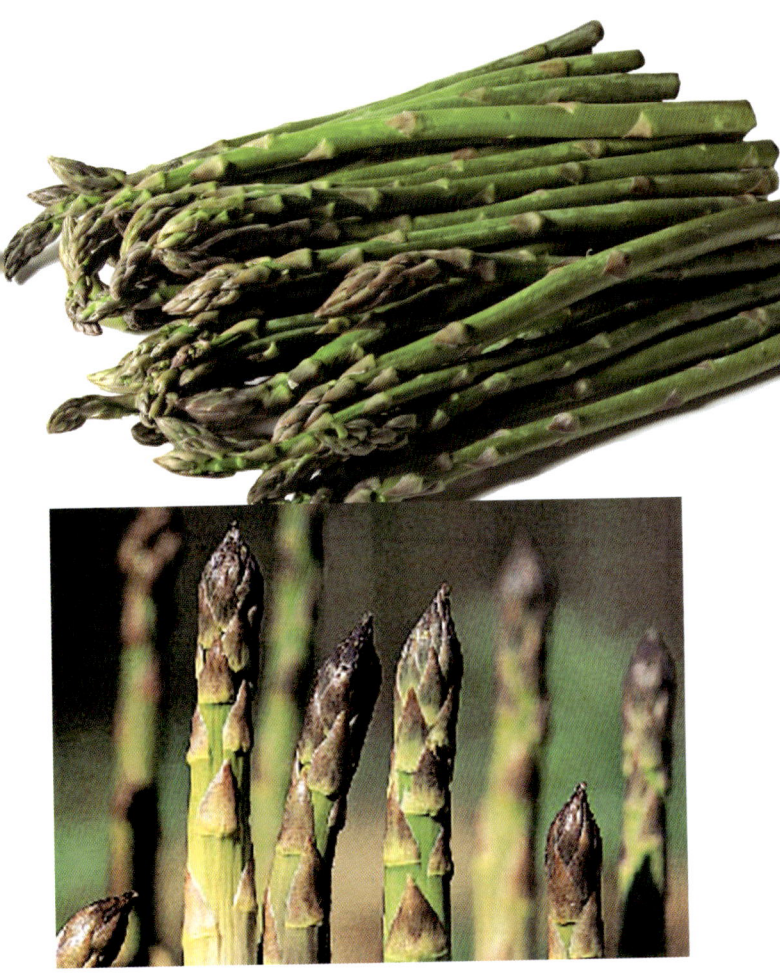

샐러리 · 토마토 주스
해독작용, 간, 신장강화

샐러리는 비타민B₁와 B₂의 함량이 다른 채소보다 10배 들어있고 조혈작용을 하는 철분이 많은 것이 특색이다.

- 신진대사를 촉진하여 신경계 질환을 안정시킨다.
- 축적된 피로를 몰아내고 스태미너를 증진시킨다.
- 위의 활동을 원활하게 한다.

먹을 때 약간 진한 냄새가 나는 것은 칼슘의 과잉으로 인한 것이니 그대로 먹어도 좋다.

토마토는 가지과에 속하는 한해살이풀로서 건조한 곳에 잘 자란다. 토마토는 비타민B₁, B₂, C가 많이 들어 있어 변비나 피부미용에 아주 좋으며 혈액순환을 도와 소화를 촉진한다.

매일 토마토 3개 씩을 먹으면 혈압을 내려주는 역할을 한다.

- **샐러리, 토마토, 레몬, 벌꿀, 우유나 요구르트** 적당량을 믹서에 넣어 주스를 만든다.

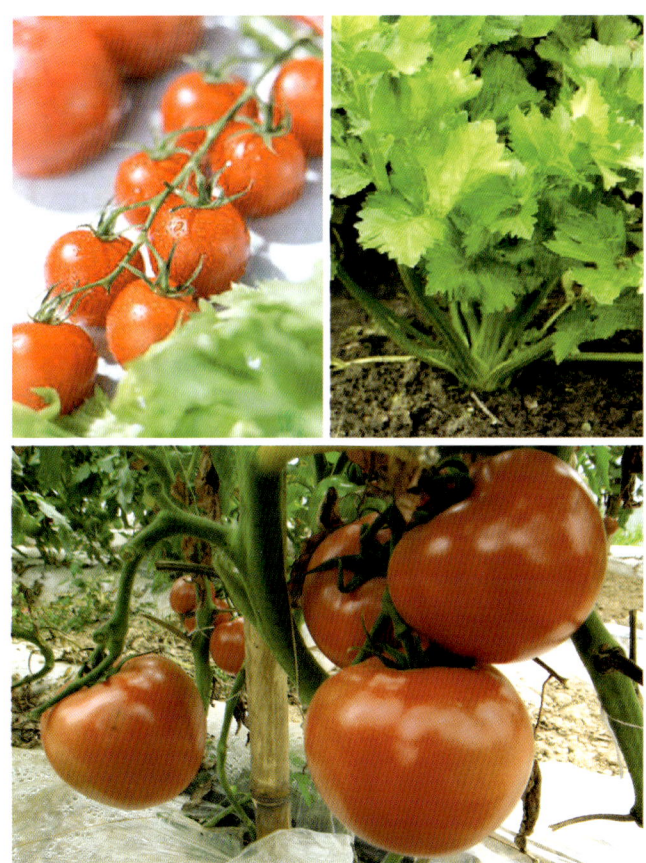

파인애플·사과 주스
기미, 주근깨, 위기능 강화

파인애플은 상쾌하고 달콤한 향기가 있고 아무리 풋내가 나는 주스라도 맛있게 만든다. 한 조각으로 하루의 비타민C를 충분히 취할 수 있고, 또 단백질 분해효소, 브로메린이 있으므로 고기나 생선요리의 디저트에도 최적의 과일이다.

사과를 갈아서 먹으면 소화액에 작용하고 이것을 조정하여 위염산을 만드는 작용을 한다. 사과즙은 좋은 침정제로서 반산성半酸性 사과일수록 더 좋다.

대체로 사과는 알칼리성 식품으로 매우 유익한 능금산을 함유하고 있는데, 짠 즙이 적게 나오는 것은 알칼리가 많고, 많이 나오는 것은 산이 많다. 반산성의 사과식은 통풍痛風과 류머티즘을 치유하는 작용을 하고 간장을 정화하여 기미, 주근깨를 억제시키는 기능을 촉진한다.

- **파슬리**小, **레몬**小, **샐러리**小, **파인애플**, **사과**와 **요구르트** 적당량을 믹서에 넣어 주스를 만든다.

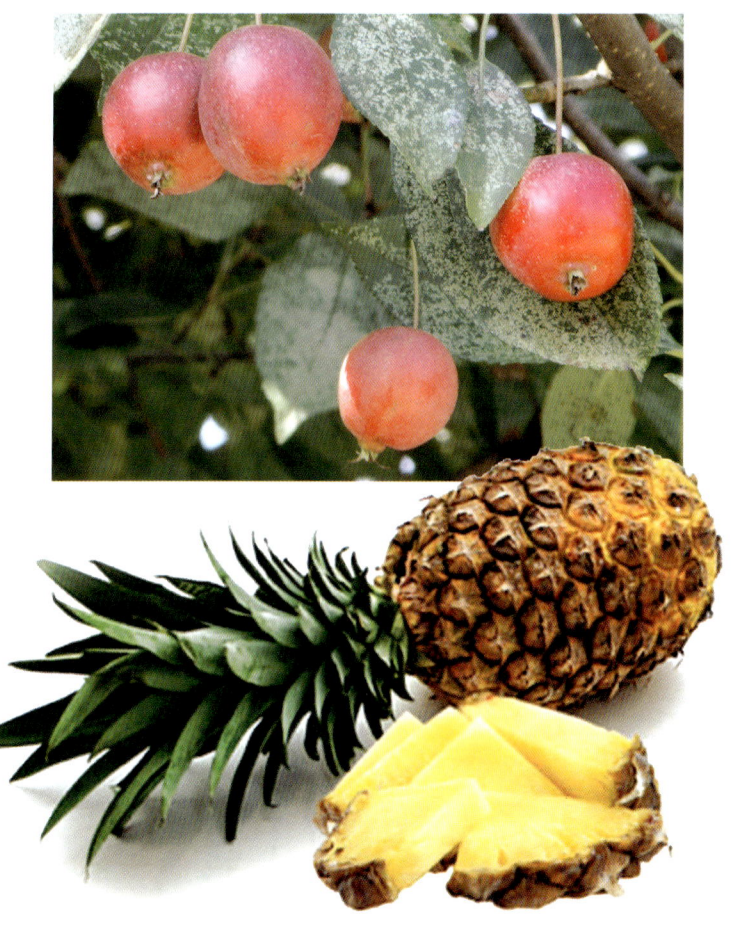

포도 주스

피로회복, 빈혈증세 개선

포도의 성분은 사과산, 구연산, 포도산, 탄닌, 인산, 에닌색소 등이며 포도씨에는 15~20%정도의 지방유가 들어 있다. 또 칼슘, 철분이 많은 알칼리성 식품이며 비타민A, B1, B2, C를 함유하고 있다. 특히 흑포도는 혈액으로부터 악액惡液을 일소하고 유기 조직에서 장해물을 제거하는 정화작용을 한다.
또한 이뇨제로서 배뇨를 용이하게 하고, 강장제强壯劑로서 활력 재생에 현저한 효과를 가지고 있다. 신장 질환에 효과가 있으며 포도즙은 완화제緩和劑로 쓰인다. 맥박 또는 고열을 경감시키고 모든 열병에 적용한다.
특히 포도의 교즙紋汁은 인후의 염증, 폐의 흔충 혹은 신장의 흔충 등에 좋다. 포도즙은 소화 장애, 위장, 간장의 질환에 특효가 있으며 신경 계통을 강인하게 한다. 또 암세포를 해소시킨다.

- 포도껍질째로 요구르트와 함께 믹서에 갈아 주스를 만든다.

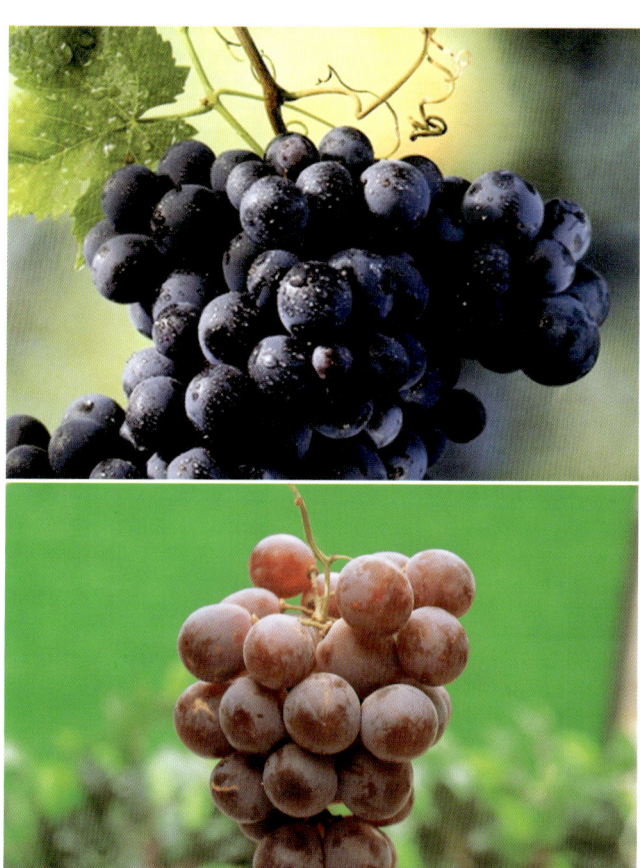

감 · 양배추 주스
숙취, 위 · 간장강화

감은 위장을 튼튼하게 하며, 간의 기능을 돕고, 만성피로와 권태를 없애준다.

- 설사를 멎게 하고 배탈을 낫게 해주는 것으로 알려지고 있다.
- 지혈작용도 있다.
- 숙취예방과 치료에도 좋다.

다만 변비증세가 있는 사람은 감을 먹지 않는 것이 좋다.
감을 먹을 때 게를 같이 먹으면 설사를 일으킨다.
양배추는 민간요법에서 많이 쓰는데 씨는 잠을 오게 하는 작용이 있어 불면증에 좋다.
양배추 주스는 강장제로 유효하며 당뇨병 환자가 장복하면 좋고 과음한 다음날 양배추 수프를 먹으면 위를 보호한다.
또한 양배추는 유황과 염소를 다량으로 가지고 있으며 상당량의 요오드를 함유하고 있다.

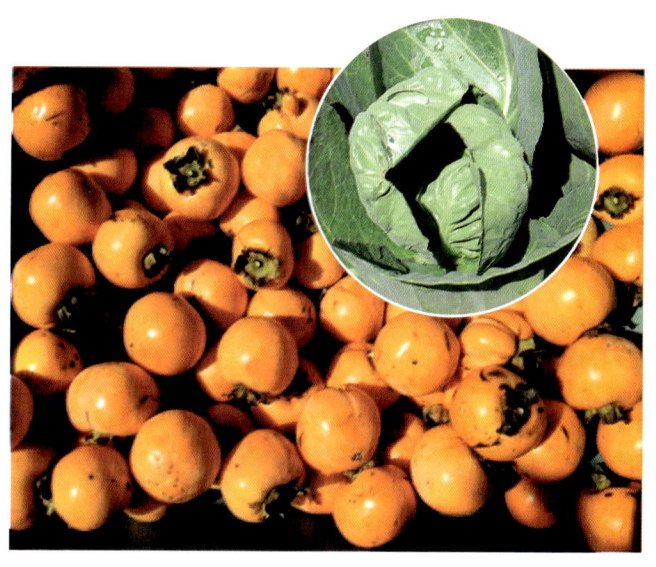

유황과 염소는 하나로 되어 위장의 점막을 깨끗하게 한다. 양배추즙은 한 가지만 그대로 마시거나 또는 소금을 넣지 않고 취해야 한다.

- 단감, 배추, 사과, 파슬리, 요구르트를 믹서에 적당량 넣어 주스를 만든다.

복숭아 주스

변비예방, 혈액순환강화

복숭아에는 유기산이 많아 그것이 니코틴과 작용해서 담배의 독성을 줄이게 되지 않는가 추측되며, 알카리성 식품이기 때문에 저항력을 기르는 데에도 크게 도움을 준다.
복숭아는 페크친이 풍부하여 변비의 해소를 돕는다. 복숭아의 꽃봉오리를 건조시킨 것을 한방에서는 백도화白桃花라고 하며, 켄페롤이라는 성분에 이뇨작용이 있다.
변비가 심한 사람에게는 복숭아즙 요구르트가 장湯의 연동작용을 활발하게 하므로 매우 좋다.

- **복숭아, 오렌지즙, 요구르트** 적당량을 믹서에 넣고 주스를 만든다.

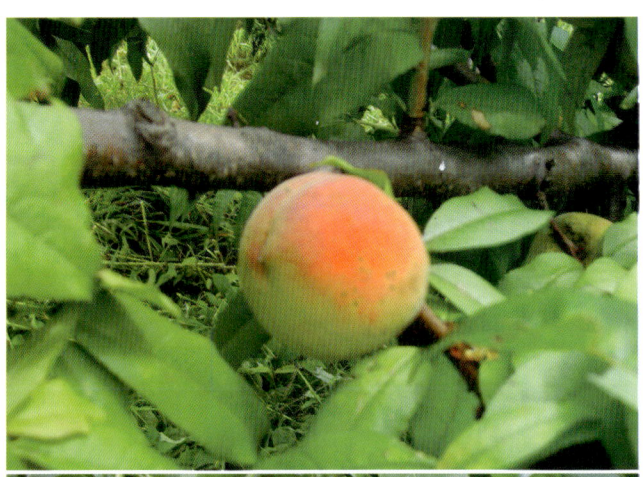
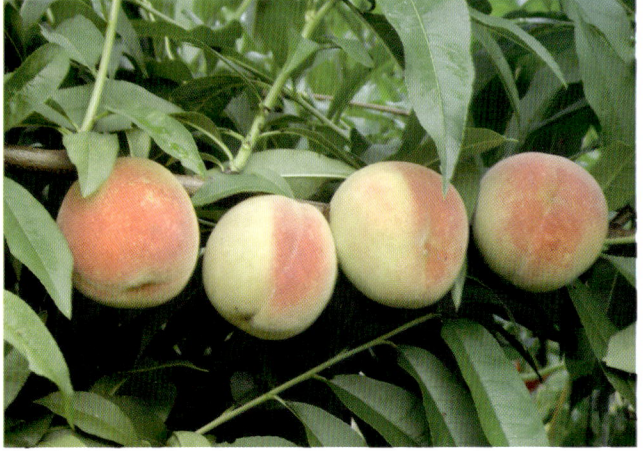

쑥갓·샐러리 주스

위장강화, 체력증강

위를 따뜻하게 하고 장을 튼튼하게 해주며 청혈작용과 함께 체질개선에 도움을 준다. 몸이 나른한 분에게 권하고 싶은 비타민, 미네랄이 풍부한 주스이다.

또 비타민B$_1$, B$_2$도 많이 함유돼 있어, 구각염口角炎, 구내염口內炎 등이 생겼을 때, 하루 두세 잔을 3, 4일 계속 마시면 효과적이고 위장기능과 체력증강에 좋다.

샐러리는 철분이 많아 조혈造血에 크게 작용하고 메치오닌은 간의 작용을 도와주며 지방성간이 안되게 하는 필수아미노산이다. 샐러리 반줄기 정도면 하루에 필요한 비타민B$_1$의 3분의 1 이상을 섭취하게 된다.

- 쑥갓, 샐러리, 사과, 요구르트를 믹서에 넣어 주스를 만들고 레몬즙을 넣는다.

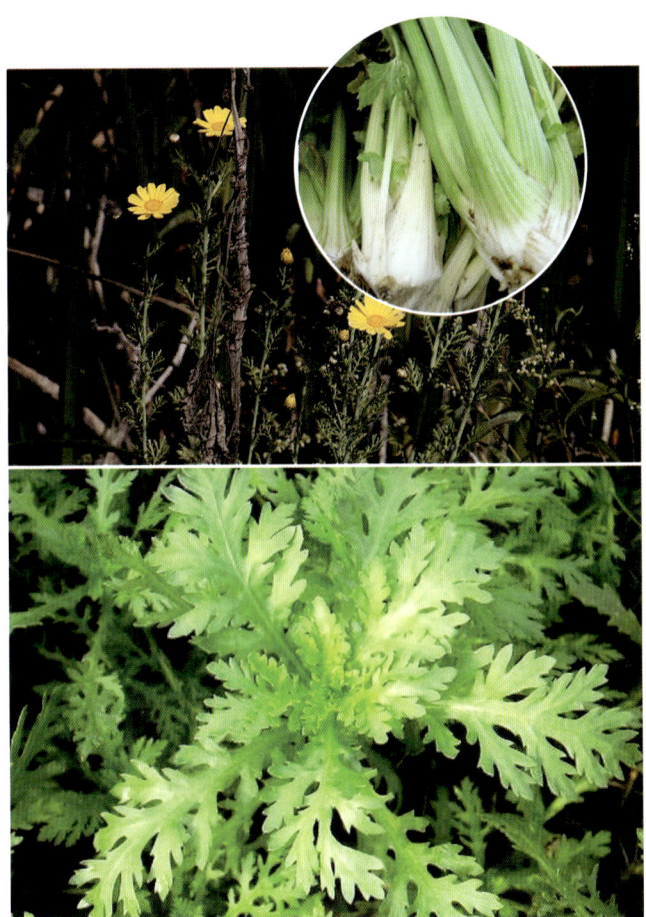

무·귤 주스

감기, 동맥경화, 중풍예방

무의 달작지근한 맛은 포도당과 설탕이 주성분이며 매운 맛은 유황 화합물 때문인데 날무를 먹고 트림을 하면 그것이 휘발되어 고약한 냄새가 난다.

무잎에는 비타민A, C, B$_1$, B$_2$, 칼슘 등이 들어있어 영양가가 매우 우수하며 껍질에는 속보다 비타민C가 배나 더 들어 있으므로 껍질을 버리지 말고 깨끗이 씻어서 먹는 것이 좋다.

피부와 점막을 튼튼하게 하는 작용이 있으며 겨울철 감기 예방의 효과가 인정되고 있다. 귤의 껍질에는 비타민C가 과육보다 4배 가량이나 더 들어 있고 향기성분인 정유精油가 들어 있는 것이 특색이다.

- 무, 무청잎, 귤, 사과, 요구르트 적당량을 믹서에 넣고 주스를 만든다.

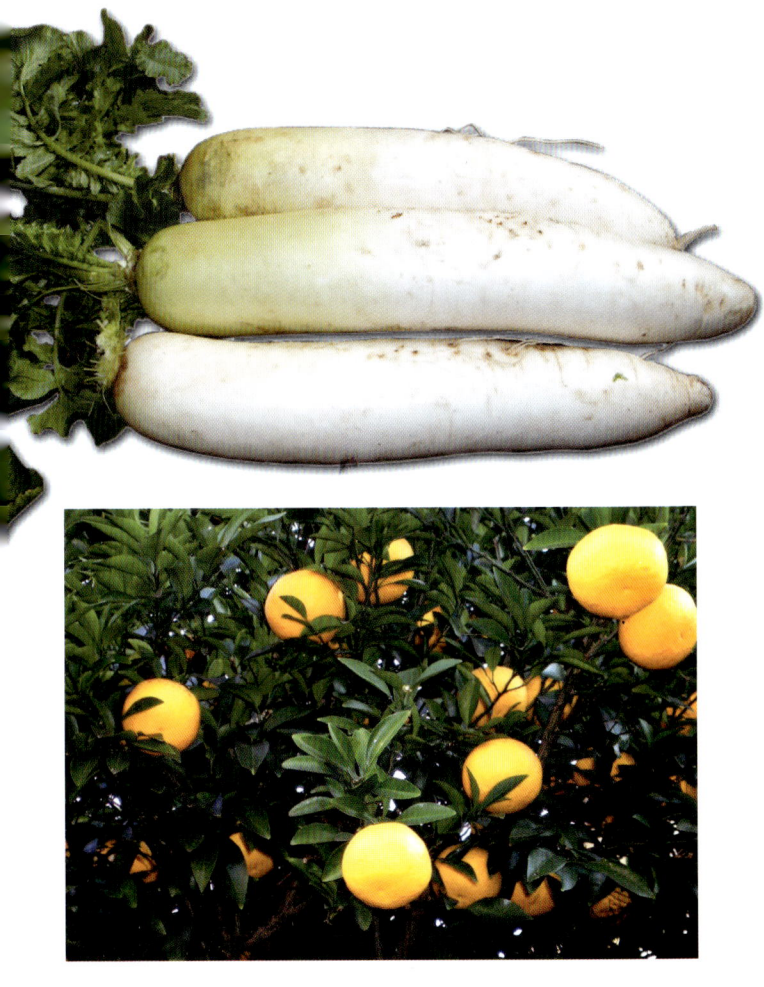

미나리 주스

해독작용, 혈압강화, 당뇨병

미나리는 독특한 향기가 있어 입맛을 돋구어 준다. 또 철분이 풍부하며 섬유가 있어 변비에 좋다.
혈압강하, 해열, 진정, 일사병 등에 효과가 있고 땀띠가 심할 때 즙을 바르면 잘 낫는다.
위궤양에 좋은 효능을 나타내는 비타민U가 들어 있다.

- 미나리, 파슬리, 레몬, 사과, 요구르트를 적당량 믹서에 넣고 주스를 만든다.

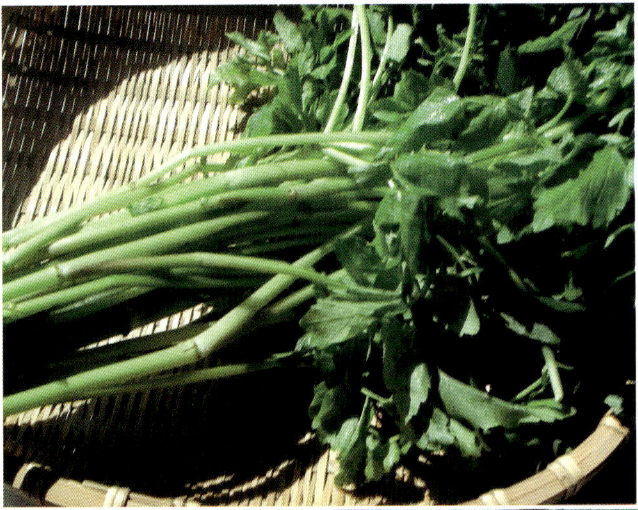

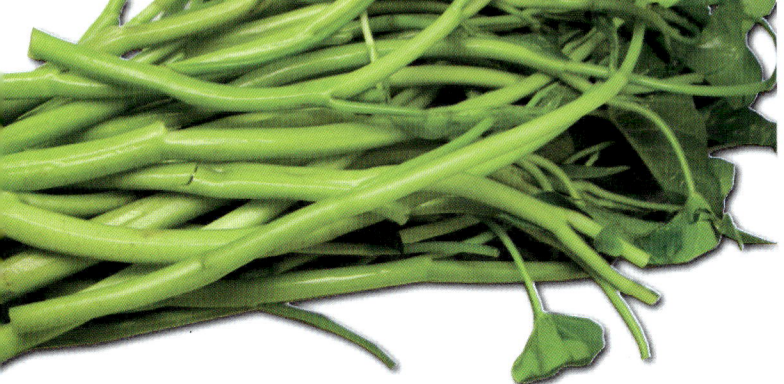

시금치 주스

조혈작용, 빈혈치료

시금치에는 카로틴, 비타민C 이외에 KE, 니코틴산, 칼슘, 인, 철 등이 함유되어 있다.

시금치 잎에는 철분과 뿌리의 붉은 부분은 조혈성분인 코발트가 들어 있어서 위를 튼튼하게 하고 혈액순환을 활발하게 하며 조혈작용을 하므로 빈혈을 치료한다.

시금치에는 비타민A가 다량으로 함유되어 있어서 해독작용을 하고, 비타민B2, C는 피부를 튼튼하고 아름답게 하는 역할을 한다.

수산蓚酸이 들어있어 칼슘과 결합하므로 칼슘의 흡수를 방해하며 오랫동안 많이 먹으면 1일 500g 이상 신장이나 방광에 결석이 생긴다고 한다.

- 시금치, 당근, 사과, 요구르트를 믹서에 넣고 주스를 만든다.

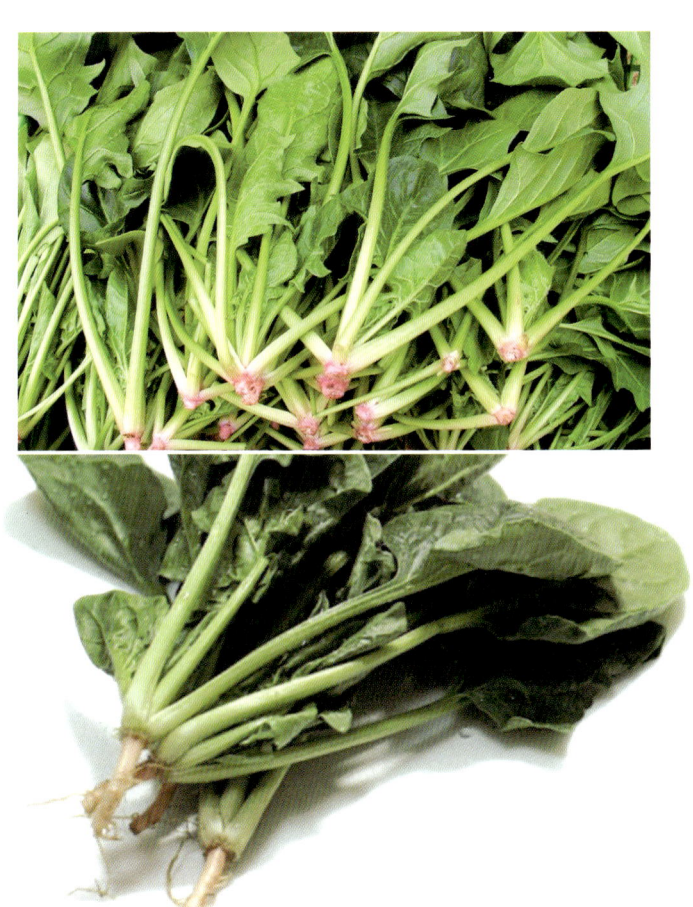

알로에 주스

만성변비

알로에는 기공氣孔을 닫게 하는 성질이 있어 수분의 손실을 막아주며 또 표면에 생긴 상처를 치유하는 특수한 화학 성분을 가지고 있다.

변비를 치료하기 위해 꼭 필요한 섬유소는 섭취하면 위에서 소화되지 않고 바로 장으로 내려간다. 그리고 장벽을 자극해 연동운동을 촉진시키는 것이다.

알로에를 그냥 복용하면 이상한 쓴맛이 있어 레몬이나 밀감 등을 넣어 쓴맛을 줄이기도 하지만, 쓴맛이 강할수록 효과가 있으니 너무 많이 첨가하지는 않는 것이 좋다.

복용약, 외용약으로 효과가 있는데 주스로 만들 경우 써서 마시기가 어렵지만 식초, 레몬즙 등의 신맛을 첨가하면 쓴맛이 누그러진다.

또 사과, 감귤류 등을 즙을 내어 넣어 쓴맛을 약하게 한다. 알로에만을 주스로 할 때는 3cm정도가 적당하다. 양이 지나치게 많으면 심한 설사를 하게 되므로 주의해야 한다.

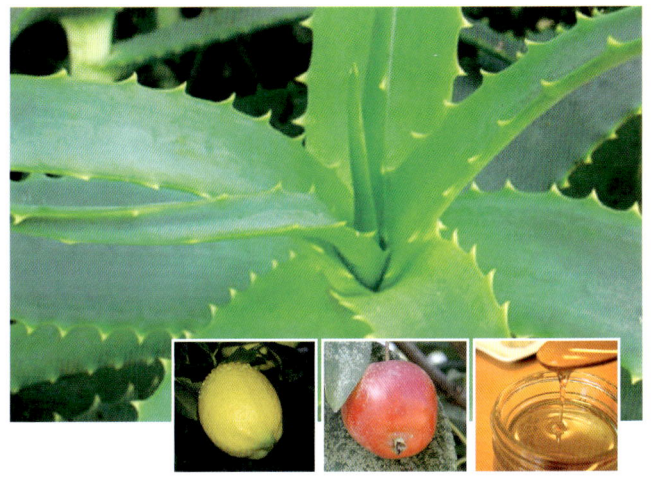

변비, 피로회복, 체질개선, 혈관을 유연하게 하여 동맥경화예방, 당뇨병예방 및 치료, 불면증, 두통, 숙취로 인한 두통에 좋은 효과가 있다. 위궤양, 십이지장궤양, 피부병 등 다양한 효능이 있는 것으로 알려져 있다.

- 알로에, 샐러리, 사과, 레몬과 벌꿀, 요구르트를 넣고 믹서로 갈아 주스를 만든다.
- 알로에 생야채 2~3cm, 샐러리 50g, 사과 1/2개, 꿀 2작은술, 요구르트 적당량.

당근 계란 주스

어린이 영양공급

발육기의 어린이들에게는 영양가가 풍부한 간식이 꼭 필요한데 당근과 계란 노른자를 넣어 만든 주스는 크게 도움이 될 것이다.

당근에는 비타민A가 많이 들어 있어 눈이 피로하거나 눈에 힘이 없는 사람에게 좋다. 또 허약체질이거나 몸이 자주 피로한 사람에게는 체력을 증가시켜주는 효과가 있다.

당근이 체력 증강에 효과를 보이는 것은 필수 아미노산과 효소가 많이 들어 있기 때문이다. 뿐만 아니라 비타민C와 칼슘도 상당량 들어 있어 저항력이 강해지고 각종 염증을 예방한다.

달걀 1개의 중량은 50~70g정도이며 조성비율은 껍질이 10%, 흰자위가 55%, 노른자위가 35%로 되어 있다. 달걀은 필수아미노산이 균형 있게 들어있어 소위 단백가蛋白價가 완전무결한 100으로 되어 있다.

요구르트, 우유 등 유제품에는 양질의 단백질, 칼슘, 비타민A, B가 체내에 흡수되기 좋은 상태로 들어 있어서 어린이에게 적

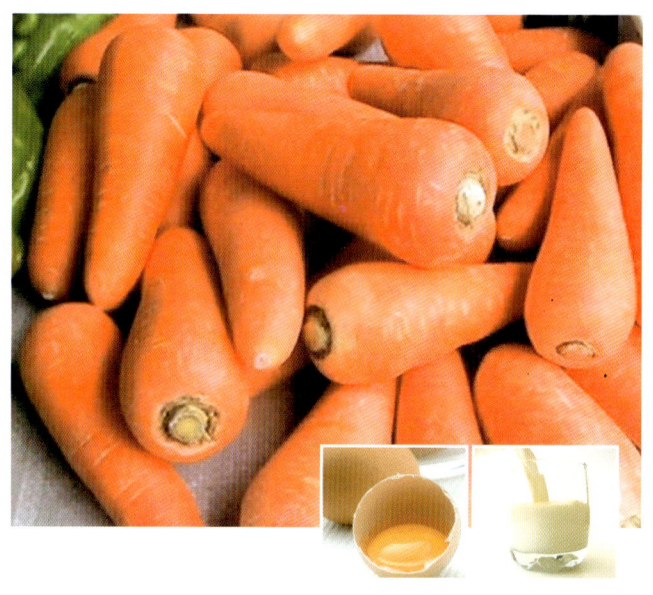

합한 영양공급원이 된다.

- 계란 노른자와 꿀을 잘 섞어 갈아진 당근과 함께 요구르트를 넣어 믹서기로 갈아 주스를 만든다.
- 당근 100g, 계란 노른자 1개, 우유 100cc이나 요구르트 적당량 중 한 가지, 꿀 1작은술

차조기잎 · 파슬리 주스
노화방지

차조기잎 가루는 혈액순환을 돕는 효과가 있으며 씨種子는 이뇨제로 쓰이고 감기 기침약으로 많이 쓰인다. 차조기, 파슬리는 카로틴, 비타민B1, B2, C, 칼슘 등을 함유하고 있는데 이런 성분들이 혈액정화, 노화방지, 피로 회복을 도와준다.
차조기는 보통 홍자색의 꽃에 자주색 잎을 지닌 약초이다. 그러나 종류에 따라 흰 꽃에 푸른 잎도 있다. 차조기를 고를 때에는 어떤 것이든 색이 선명하고 향기가 좋은 것을 선택해야 한다. 이 주스는 특히 차조기의 독특한 향과 신맛이 잘 조화되어 있어 맛이 좋은 주스이다.

- 차조기잎, 파슬리, 오렌지와 레몬, 탄산수나 요구르트를 주서기에 넣고 같이 갈아 주스를 만든다.
- 파슬리 20g, 오렌지 1개, 레몬 1/2개, 탄산수 1/3컵이나 요구르트 적당량.

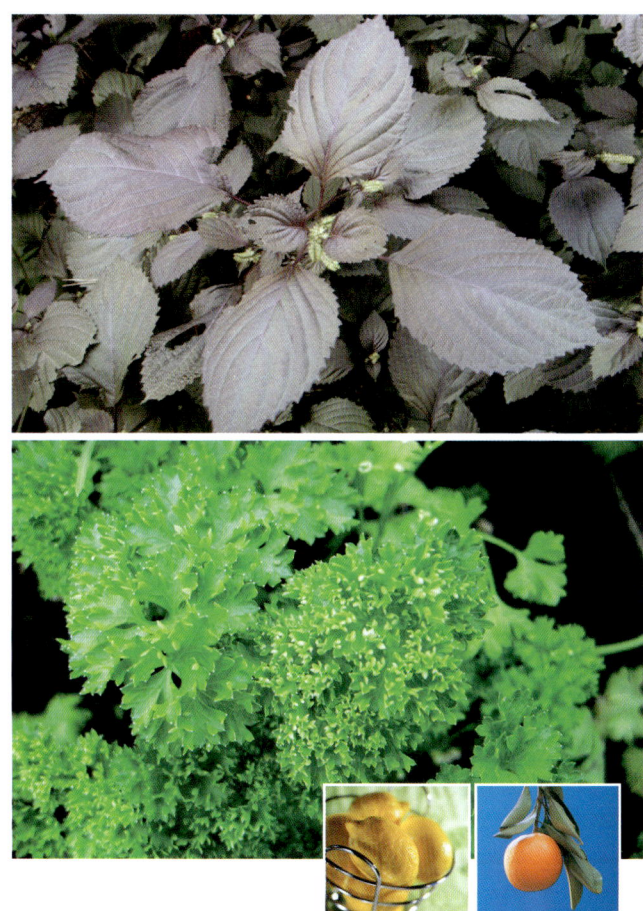

마·샐러리 주스

위장강화, 피로회복

마는 생식을 해도 소화가 잘되며 갈아서 먹을수록 효소가 잘 작용하기 때문에 익혀먹지 않는 편이 좋다. 색이 흰 것은 폐肺로 들어가고 달콤한 것은 비脾로 들어가므로 비폐를 보하고 장과 위를 튼튼히 하여 강장의 힘도 가지고 있다.

생마를 씻은 뒤 껍질째 믹싱해서 참기름을 약간 섞어 아침 식사후 100cc정도를 약 2개월 정도 복용하면 좋다.

참마는 강정 효과와 생식능력을 높이는 아미노산이 많이 들어 있다. 또 샐러리는 비타민B_1, B_2, E를 함유하고 있어 이 두 가지를 함께 먹으면 한층 스태미나가 강화된다.

참마는 흙냄새가 강하게 나기 때문에 샐러나 양파 등 향이 강한 야채와 함께 먹으면 상대적으로 냄새가 약해진다. 참마를 갈게 되면은 몹시 끈끈하고 미끌거리는데 이것은 무틴, 사포닌, 알란토인 등의 성분 때문이다.

이런 성분은 각각 피부와 내장의 점막을 보호하고 염증을 완화시키며 피로를 회복시키는 등의 작용을 한다. 이러한 성분

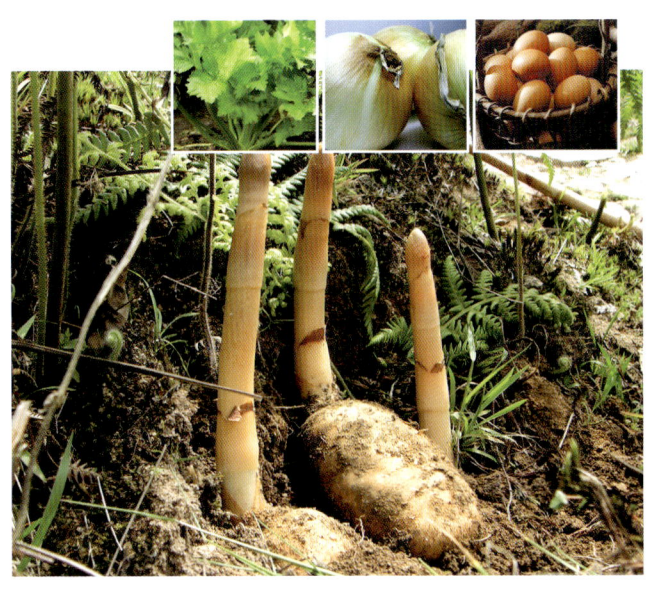

별 효능이 모두 모아져 스태미나 증강에 도움이 되는 것이다. 피로가 쉽게 풀리지 않는 사람이나 회복기의 환자에게 갈아내린 참마는 아주 효과가 좋은 음식이다.

- 참마, 샐러리, 양파를 믹서에 넣고 요구르트와 계란을 넣어 함께 갈아 주스를 만든다.
- 참마 50g, 샐러리 50g, 양파 20g, 계란 1개, 요구르트 적당량

샐러리 · 밀감 주스

신경통, 류머티즘

신경통이나 류머티즘 등은 중년 이후에 나타나기 쉬운 질병으로 뼈 마디마디가 쑤시고 저리는 것이 대표적인 증상이다. 샐러리는 철분이 많아 조혈造血에 크게 작용하고 메치오닌은 간의 작용을 도와주며 지방성간이 안 되게 하는 필수아미노산인 것이다.

샐러리 반 줄기면 하루에 필요한 비타민B_1의 3분의1 이상을 섭취하게 된다. 샐러리는 비타민B_1과 B_2가 특히 많이 들어 있어 신경의 움직임을 부드럽게 하고 건강증진에 도움이 된다.

샐러리는 즙을 내면 소금으로 맛을 내는 것이 좋지만 고혈압이 있는 사람은 레몬즙이나 꿀을 넣는다.

- 밀감은 껍질을 벗기고 샐러리와 레몬을 요구르트와 함께 믹서기로 갈아 주스를 만든다.
- 샐러리 100g, 밀감 2개, 레몬 1/4개, 요구르트 적당량

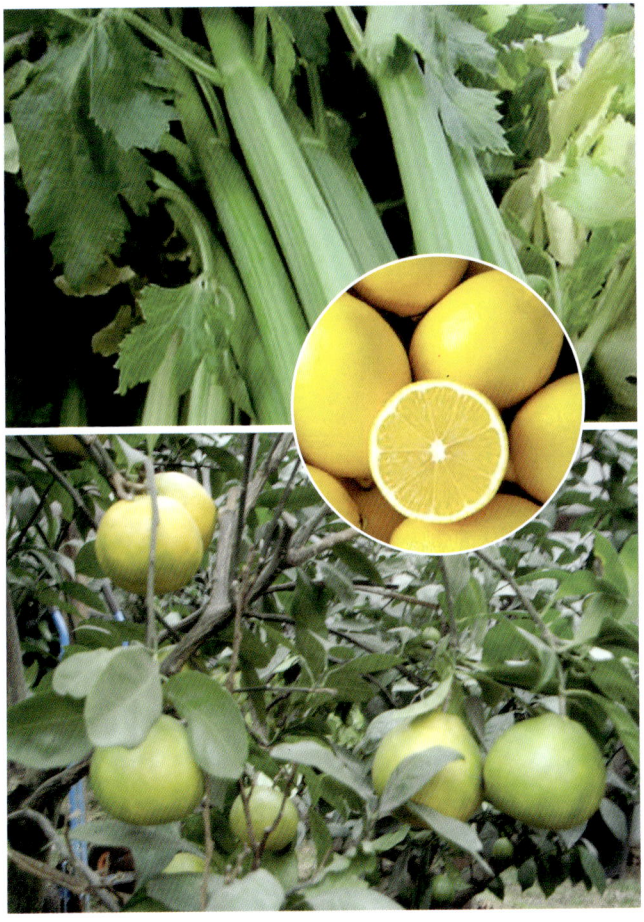

표고버섯 · 사과주스

당뇨병, 잔주름

표고버섯을 서양에서는 '생명의 영약 Elixir of Life' 이라고 옛부터 불러 왔다고 하는데 이것은 건강식품으로 유명하였음을 알 수가 있다. 표고버섯 물이 혈관 속을 깨끗이 해주는 콜레스테롤을 만들어준다. 표고버섯 말린 것 30g에 물 1l 온도 20~25℃를 붓고 하루 저녁 담가두면 된다.

표고버섯의 성분이 우리 인체의 세포에 작용하여 인터페론이라는 물질을 만들어 내게 하여 항암작용까지 한다니 좋은 식품에는 틀림이 없다. 표고버섯은 완전히 우산처럼 벌어진 것보다 채 퍼지지 않은 것이 성분 함량이 많다.

표고버섯에 들어 있는 비타민B_1, B_2는 사람들에게는 부족해지기 쉬운 성분으로 기미, 주근깨, 잔주름 등을 예방하는 효과가 있다. 또 말린 표고버섯은 자외선의 영향으로 비타민D_2가 생겨 칼슘의 교체를 좋게 한다. 표고버섯에 함유된 비타민B_1은 당질대사에 효과적으로 작용한다. 사과는 향이 좋으면서도 당분이 적어 표고버섯을 믹서한 물을 마시기 쉽게 해준다.

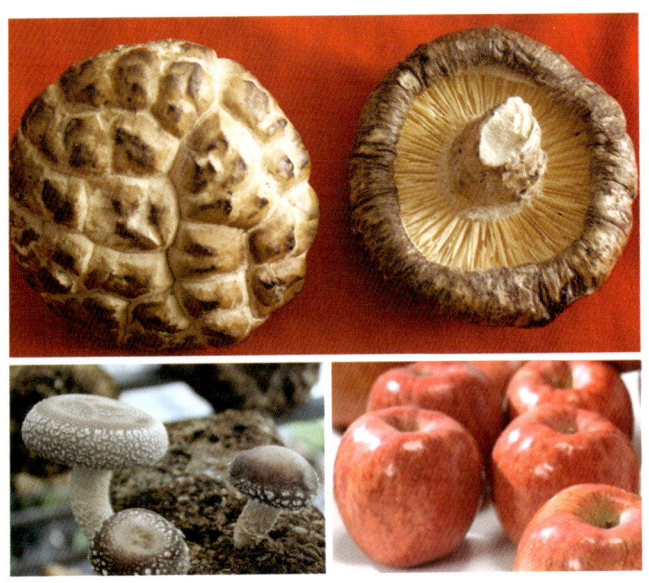

당뇨병은 혈관장애나 그 밖의 각종 합병증을 일으키기 쉬우므로 조기에 발견하고 치료하는 것이 중요하다.

- 말린 표고버섯을 물에 살짝 씻어 준비한 분량의 물에 넣어 불린다. 사과는 심을 빼고 표고버섯과 요구르트를 넣고 믹서기로 갈아 주스를 만든다.
- 말린 표고버섯 2장, 사과 1/2개, 요구르트나 우유 적당량

파파야 주스

허약한 위장보호

파파야 주스는 위장이 약한 사람에게 도움이 된다. 열대지방에서 생산되는 열대과일인 파파야 주스로 건강을 지켜보자. 파파야에는 파파인이라고 하는 단백질 분해효소가 들어있어 소화를 빠르게 한다.

위의 건강을 지키기 위해서는 규칙적인 식생활이 무엇보다 중요한 요건이다. 또한 마음의 안정을 유지하는 것도 필수적인데, 흥분하거나 긴장하게 되면 위점막이 충혈되고 위산분비가 많아져 심한 경우에는 점막이 짓무르게 된다.

파파야는 단맛과 신맛을 지니고 있는데 레몬즙과 꿀로 그 농도를 잘 조절해 주면 좋은 맛을 얻을 수 있다.

- **파파야, 레몬즙, 꿀, 요구르트** 적당량, 각얼음을 한꺼번에 넣고 믹서로 갈아 주스를 만든다.
- 파파야 1/4개, 레몬 2/3개, 요구르트 적당량, 꿀 2작은술, 각얼음 약간

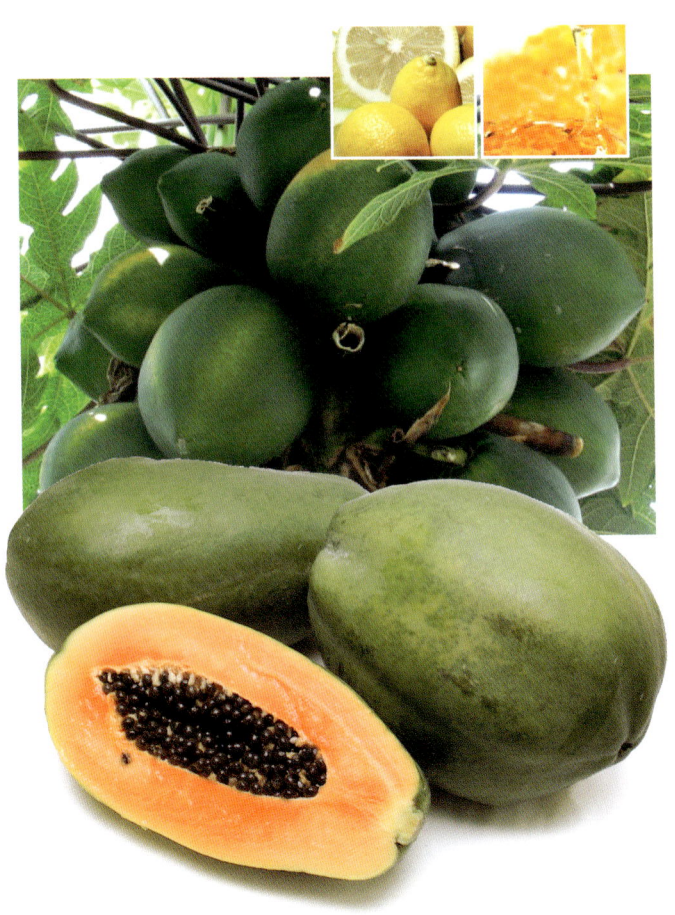

무화과 · 살구 주스

숙취, 소화불량

무화과는 꽃이 없어서 무화과라고 하나 실은 화낭속에 꽃이 들어 있어 보이지 않을 뿐이다. 무화과 열매는 식욕을 증진시키고 설사, 해열, 정장, 치질, 변비 등에 효과가 있다.

술을 마시면 알코올이 체내에 쌓여 숙취가 생기게 된다. 머리가 아프고 설사를 하거나 구토를 하는 등 숙취는 몹시 고통스러운 증상을 나타낸다. 무화과에는 전분 분해효소인 아밀라아제, 지방 분해효소인 라파제, 단백질 분해효소인 퓨신 등의 효소가 들어 있어 소화불량, 식욕이 없을 때 효과가 있다.

무화과는 끈적끈적하고 수분이 적어 물이나 우유를 섞어 주스로 마시면 좋다. 쌉쌀한 맛과 향으로 숙취가 풀리지 않을 때 쉽게 마실 수 있다. 신맛이 강하면 꿀을 넣는다.

- 무화과, 살구, 레몬즙, 우유나 요구르트를 넣어 함께 믹서로 갈아 주스를 만든다.
- 무화과 1개, 살구 30g, 레몬즙 약간, 요구르트 적당량

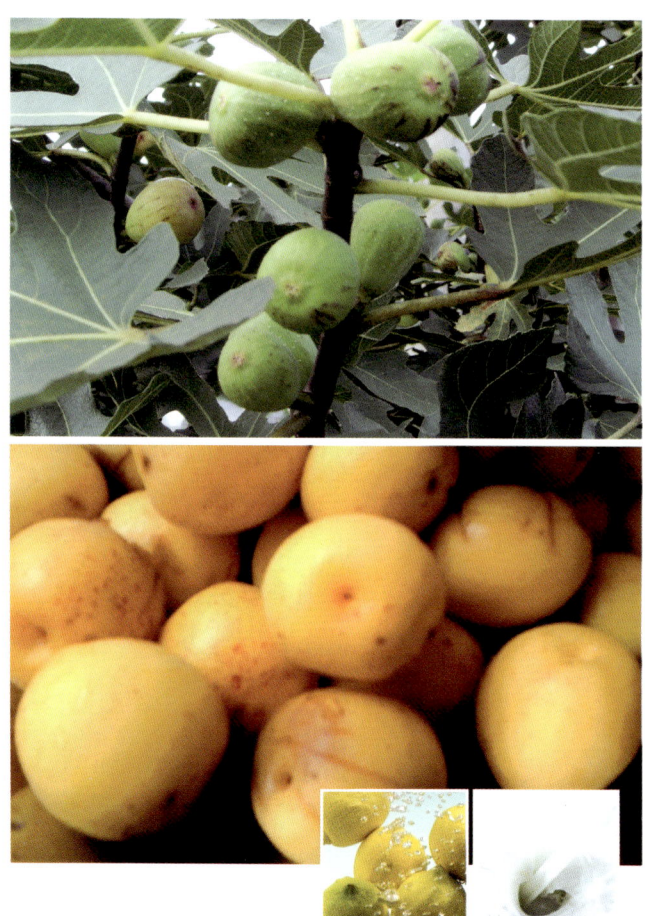

쑥갓 · 사과 주스

임산부 영양섭취

쑥갓은 위를 따뜻하게 하고 장을 튼튼하게 해주며 청혈작용과 체질개선에도 도움을 준다.

임신을 하게 되면 산모는 자신의 몸과 뱃속에 든 아이까지 두 사람의 건강을 신경 써야 한다. 임신 전에 비해 그만큼 많은 영양이 필요하게 된다.

쑥갓의 파란 즙은 혈액 정화에 좋고 우유는 태아의 뼈 형성과 산모의 영양에 필요한 칼슘, 양질의 단백질이 풍부하다.

임산부의 영양은 균형을 맞춘 충분한 영양섭취가 필요하다.

태아의 발육을 위해서는 특히 양질의 단백질, 혈액조성에 필요한 철과 칼슘을 부족하지 않게 섭취해야 한다.

- **쑥갓과 사과와 우유나 요구르트**를 믹서기에 넣고 갈아 주스를 만든다.
- 쑥갓 50g, 사과 1/2개, 우유 1/2컵이나 요구르트 적당량

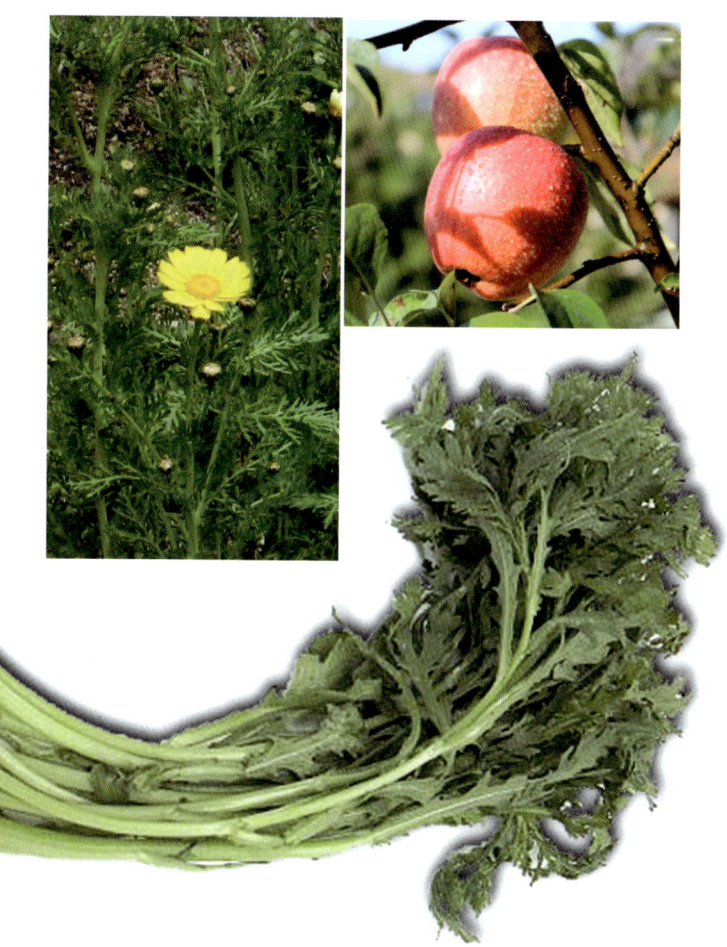

바나나 · 우유 주스

치아건강, 설사

바나나는 과일 중에서 칼로리가 가장 높고 당질이 많은 식품이다. 지방과 나트륨이 적기 때문에 심장병, 신장병, 간경변 등 나트륨의 부담을 경계해야 할 환자도 안심하고 먹을 수 있다.

당질은 소화흡수가 잘되므로 위장장애나 설사 또는 위하수 증세가 있는 사람에게도 좋은 식품이다.

바나나는 껍질에 갈색반점이 하나 둘 나타났을 때가 맛이 제일 좋다. 치아만 건강하다고 해서 되는 것이 아니라 잇몸의 건강도 매우 중요하기 때문에 치아와 잇몸에 다양한 영양을 공급해 주어야 한다.

치아와 잇몸에 중요한 칼슘과 단백질이 많은 바나나와 우유와 볶은 콩가루를 사용한 주스다. 과자를 많이 먹으면 당연히 충치의 원인이 되지만 전체 영양이 좋으면 약간 단맛이 지나쳐도 그 정도는 신경 쓰지 않아도 괜찮다.

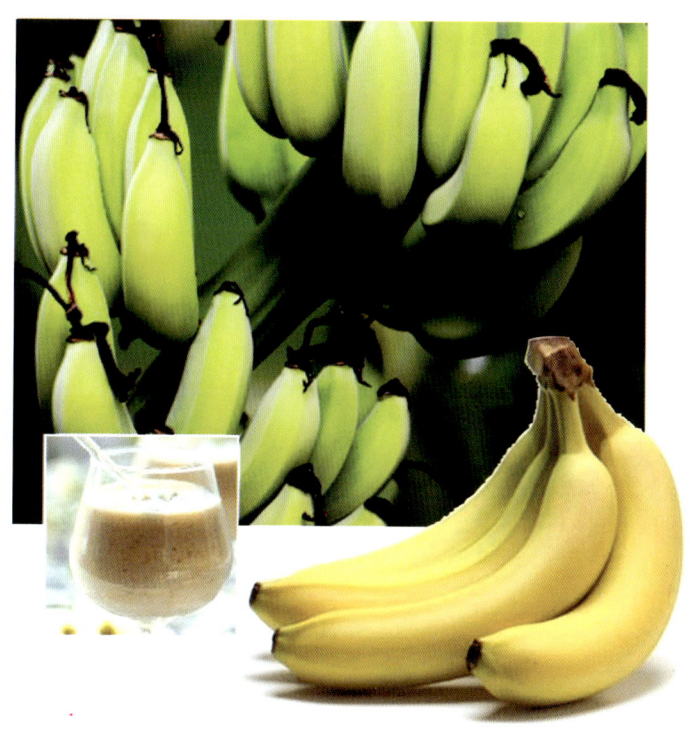

- 바나나, 볶은 콩가루, 우유, 흑설탕을 함께 믹서로 갈아 주스를 만든다.
- 바나나 1/2개, 볶은 콩가루 1큰술, 우유 1/2컵이나 요구르트 적당량, 흑설탕 2작은술

다시마 · 양배추 주스
다이어트, 성인병 예방

다시마는 호르몬의 분비를 좌우하므로 지나치게 살이 찌는 것을 예방한다. 또 파슬리는 미네랄이 많이 들어 있고 칼로리가 낮은 주스이다.

양질의 단백질이 든 식품을 많이 먹도록 하고 당분과 지방의 섭취는 제한해야 한다. 칼로리 계산을 잘 해서 너무 높은 칼로리가 나오지 않도록 조절하고 비타민B가 풍부한 야채를 충분히 섭취해 만복감을 느끼게 하는 것이 좋다.

다시마의 검은 상피에는 간유의 몇 배나 되는 비타민A가 있다.
회분이 많아 우유보다 소화율이 높다. 칼슘의 함량이 높다.
요오드가 많아 지방대사에 필수적인 역할을 한다.
염기성 아미노산인 라미닌이 들어있어 혈압을 내리게 한다.
소화가 안 되는 점질물과 섬유질이 많다.
빛깔이 붉게 변한 것이나 잔주름이 간 것은 좋지 않으며 흑색에 약간 녹갈색을 띤 것이 우량품이다.

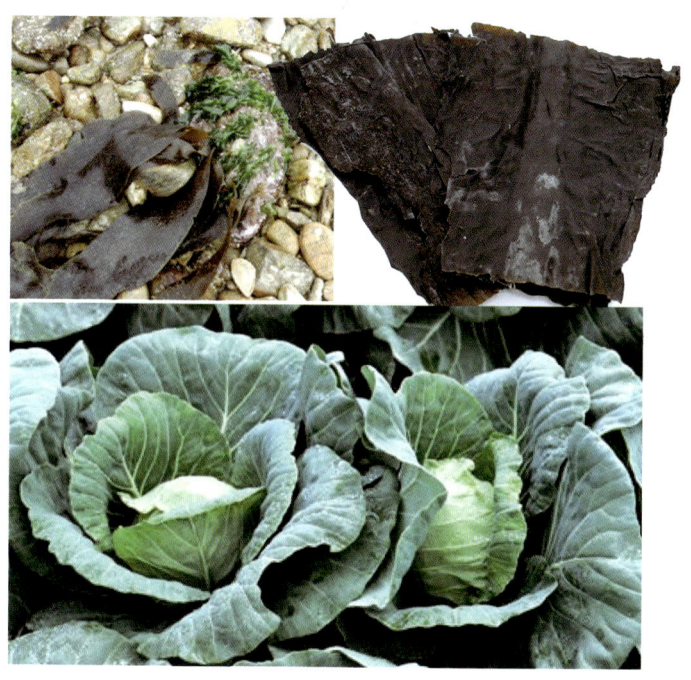

- 양배추, 잘게 다진 파슬리, 다시마를 소량으로 믹서기에 넣는다.
- 양배추즙에 다시마 물을 넣고 소금과 사과식초를 믹서에 넣어 갈아 주스를 만든다.
- 다시마 약간, 양배추 200g, 파슬리 15g, 사과식초 1작은술, 소금 약간, 물 적당량

포도 · 당근 주스
머리카락 영양공급

포도에 들어있는 포도당과 과당은 쉽게 소화 흡수되어 피로회복에 큰 도움을 준다. 생포도에는 약 17%의 포도당이 들어있고 건포도에는 70%나 들어 있다.
포도는 당질을 많이 함유하고 있어 피로를 회복시키는데 좋은 효과를 낸다. 또 깨에는 양질의 지방과 무기질이 많이 들어 있어 머리카락에 영양을 공급해 준다.
유색 야채, 기름, 식초, 해조류를 중심으로 간유, 간, 효모, 현미 등을 섭취하면 머리카락에 영양을 공급하고 건강하게 유지하는데 좋은 효과가 있다.

- 포도 알갱이와 당근을 믹서로 갈고 곱게 갈은 생깨와 요구르트와 레몬즙을 첨가해 섞어서 마신다.
- 포도 60g, 당근 30g, 생깨 1큰술, 요구르트 적당량, 레몬즙 약간

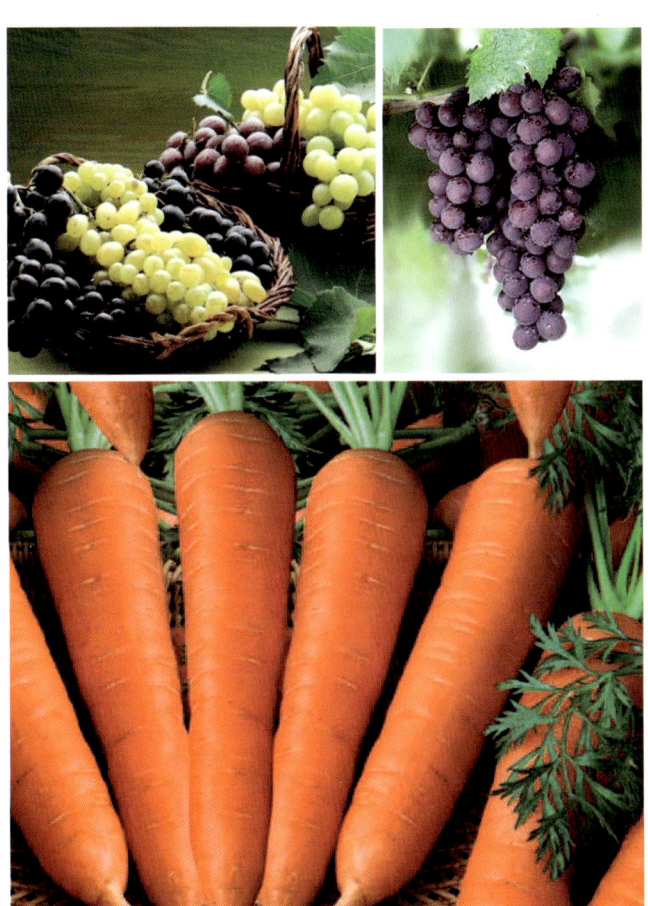

배 · 달걀 흰자 주스
다이어트 중 영양보충

배를 먹을 때 까슬까슬하게 느껴지는 것은 오돌도톨한 석세포石細胞가 있기 때문이다. 변비에 좋고 이뇨작용이 있으며 효소가 많은 편이어서 소화를 돕는 작용도 한다.

땀이 나는 기침에는 배즙을 내 생강즙과 꿀을 타서 먹고, 복통이 심할 때는 배잎을 달여 먹고, 담이 많고 숨이 차면 배즙과 무즙을 각각 반홉가량 만들고 생강즙을 5숟가락 타서 한꺼번에 먹으면 효과가 있다. 배를 너무 많이 먹으면 속이 냉해진다. 소화력이 약한 사람은 배를 먹으면 설사를 일으키기 쉽다.

부스럼이 난 사람이나 산모에게는 좋지 않다.

칼로리가 적은 배에 양질의 단백질, 비타민, 무기질이 풍부한 달걀흰자를 넣고 당분 함유량은 줄인 주스로 다이어트중의 영양보충을 위해서도 마시면 좋다. 배를 이용해 주스를 만들 때에는 씨가 있는 심 부분을 제거해야 한다. 그러지 않으면 주스가 쉽게 색이 변하고 맛도 떨어지게 된다.

계란 흰자는 쉐이크를 만들 때에만 들어간다고 생각하기 쉽지

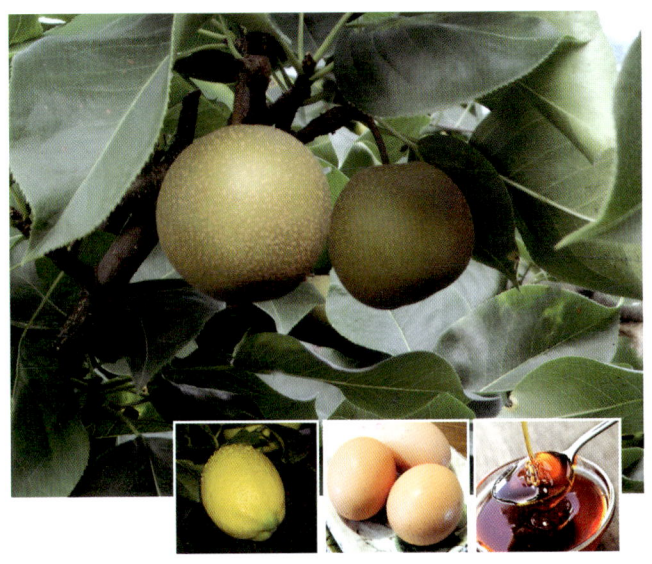

만 멜론류, 배 등 담백한 맛의 과일과도 잘 어울린다. 주스를 만들 때는 계란 흰자를 충분히 거품 내어 마시기 직전에 섞는 것이 요령이다.

• 배는 속을 빼고 계란 흰자와 함께 주서기로 간다. 배즙을 컵에 담고 레몬즙을 넣어 섞어 마신다.
• 배 1개, 달걀 흰자 1/2개, 꿀 1작은술, 레몬즙, 요구르트 적당량

시금치 · 두유 주스

빈혈, 보혈 강장제

시금치에는 철분이 많으므로 빈혈이 있는 사람에게 보혈강장제로 좋다. 잎은 대단히 부드러워 자극성이 적고 소화를 촉진시키므로 환자에게 좋은 식품이다.

수산蓚酸이 들어있어 칼슘과 결합하므로 칼슘의 흡수를 방해하며 오랫동안 많이 먹으면 1일 500g이상 신장이나 방광에 결석이 생긴다고 한다.

인체에는 무수히 많은 크고 작은 기관들과 조직이 있으며 그것들이 서로 유기적으로 연관되어 건강한 몸을 이룬다. 그렇기 때문에 빈혈이 생기면 금세 다른 곳에서도 불편을 느낀다.

시금치, 볶은 콩가루는 철분이 많이 들어 빈혈이 있는 사람에게 적합하다. 또 단백질은 헤모글로빈의 생성에 필요하다.

우유와 유제품, 계란에는 매우 질이 좋은 단백질이 들어 있고 또 각종 비타민류와 미네랄도 풍부하다. 계란 노른자에는 많은 철분이 들어 있고 장에서의 흡수도 좋아 가장 효용이 좋은 음식이다.

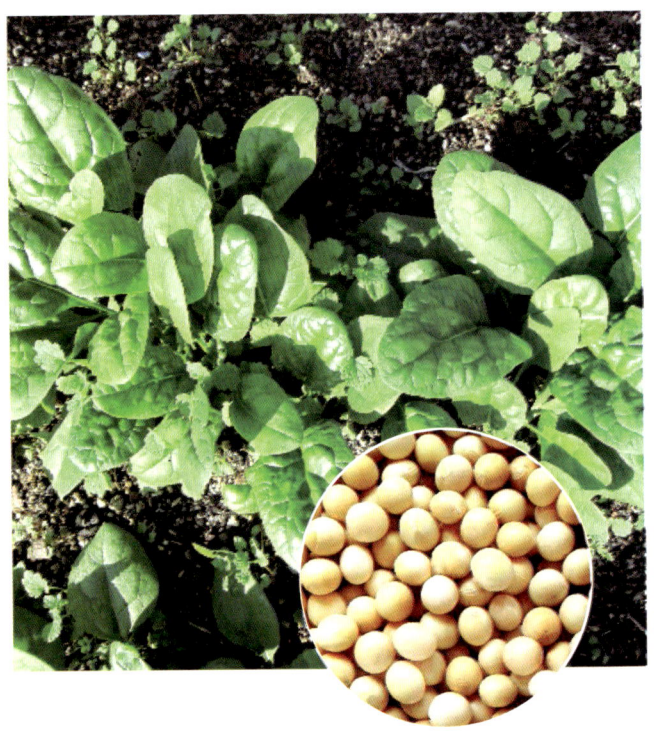

- 시금치, 볶은 콩가루, 우유, 꿀를 믹서기에 넣고 잘 갈아서 주스를 만든다.
- 시금치 100g, 볶은 콩가루 2작은술, 우유 100cc, 꿀 1작은술

야채믹스와 주스

변비, 주근깨, 여드름

야채와 과일은 아무리 많이 먹어도 지나침이 없다. 과식을 했다고 해서 탈이 나는 것도 아니고 부작용이 생기는 것도 아니다. 여성들은 대부분 검게 그을린 피부 때문에 고민이다. 비타민이 듬뿍 든 과일과 야채는 피부를 희고 투명하게 가꾸는 최상의 화장품이 아닐 수 없다.

토마토는 수분이 93%에 이르는데 흔히 과일로 생각하고 있으나 실은 야채이다. 토마토에는 비타민A와 C가 많이 들어 있고 구연산, 사과산, 당분, 화분 등을 약간씩 함유하고 있다. 비타민A는 눈의 기능과 중요한 연관이 있어 부족해지면 빛을 느끼는 기능이 쇠퇴하게 되고 피부가 거칠어지기도 한다.

하루에 한 개씩 꾸준히 토마토를 먹으면 변비를 없애고 예방하는 효과가 있으며 감기를 예방할 수 있다. 또 원기가 부족하고 몸이 피곤한 증세에는 빨갛게 익은 토마토에 양배추, 사과, 레몬, 당근 등을 함께 갈아서 매일 마시면 좋다.

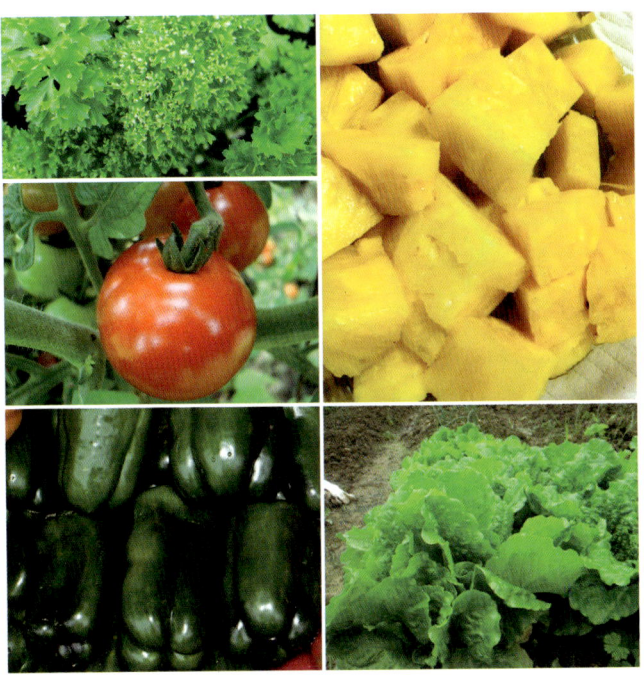

- 피망, 토마토, 상추, 파슬리, 파인애플, 요구르트를 믹서기에 넣고 갈아 주스를 만든다.
- 피망 1개, 토마토 150g, 서양상치 50g, 파슬리 15g, 파인애플 100g, 요구르트 적당량

파인애플 주스

소화촉진, 기미, 주근깨

　모양이 잣나무 솔방울처럼 생겼다고 해서 파인Pine이고 맛은 사과맛처럼 새콤하고 달면서 향기롭다 하여 애플Apple이 붙어서 파인애플이며 한자로는 봉리鳳梨라고도 쓴다.
단백질 분해 효소인 브로메린Bromerin이 들어 있어 살코기와 섞어놓으면 고기의 질을 연하게 해주는 작용이 있으므로 불고기를 먹은 다음 파인애플을 먹게 되면 소화를 촉진시킨다.
또한 몸에 비타민A가 부족하게 되면 피부의 저항력이 약해지면서 기미가 생기기 쉬워지는 것이다. 맛도 좋고 재료도 구하기 쉬운 이 주스를 아침마다 마셔 피부미용에 효과를 보자.
비타민C나 구연산이 많이 함유된 과즙을 계속 마시면 멜라닌 색소의 작용을 억제해 피부가 희어지는 효과가 있다.

- 파인애플, 그레이프루트, 녹차와 함께 믹서기에 넣고 갈아 주스를 만든다.
- 파인애플 150g, 녹차말차 2/3작은술, 그레이프루트 1/4개

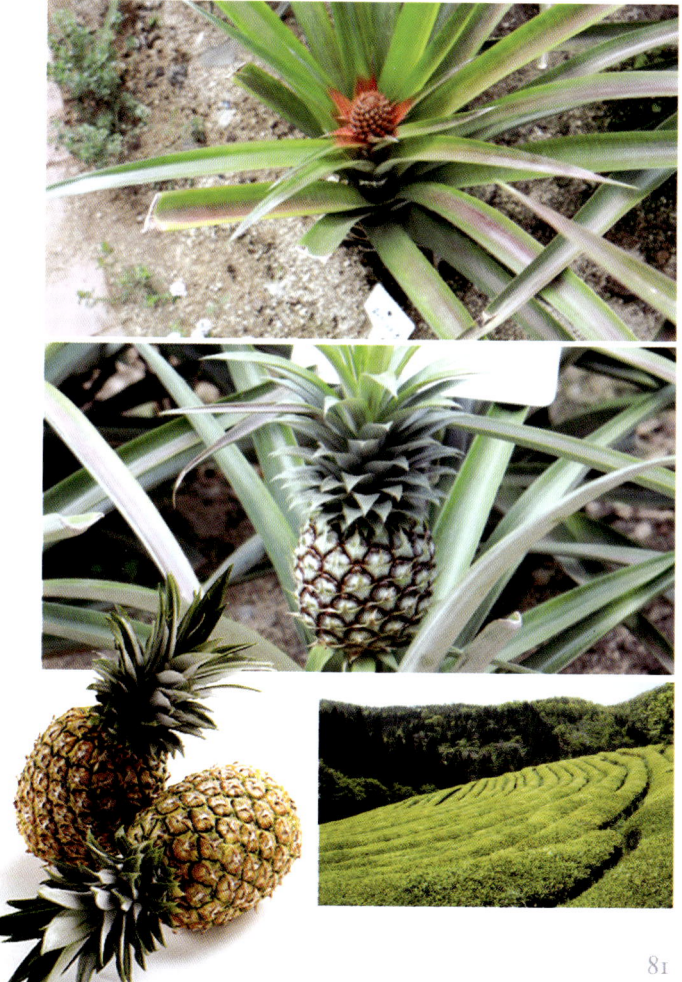

감잎 주스

미백 효과, 노화방지

비타민C의 미백효과를 충분히 느낄 수 있는 감잎주스를 마시면 어느 정도 시간이 지나게 되면 자신도 모르는 사이 깨끗한 얼굴로 돌아가 있는 것을 발견하게 될 것이다.
감잎은 비타민C가 듬뿍 함유되어 있어 세포의 신진대사를 왕성하게 하고 산화효소의 촉매로 만들어진 멜라닌을 없애 노화를 예방한다.
감잎 주스는 5~6월의 어린잎으로 하는 것이 좋고 그 후에는 잎이 너무 크고 억세지기 때문에 주스를 만들기는 곤란하다.

- 감잎, 그레이프루트, 레몬즙과 요구르트를 섞어 믹서에 갈아 주스로 만든다.
- 어린 감잎 10장, 그레이프루트 2/3개, 레몬즙 1큰술, 요구르트 적당량

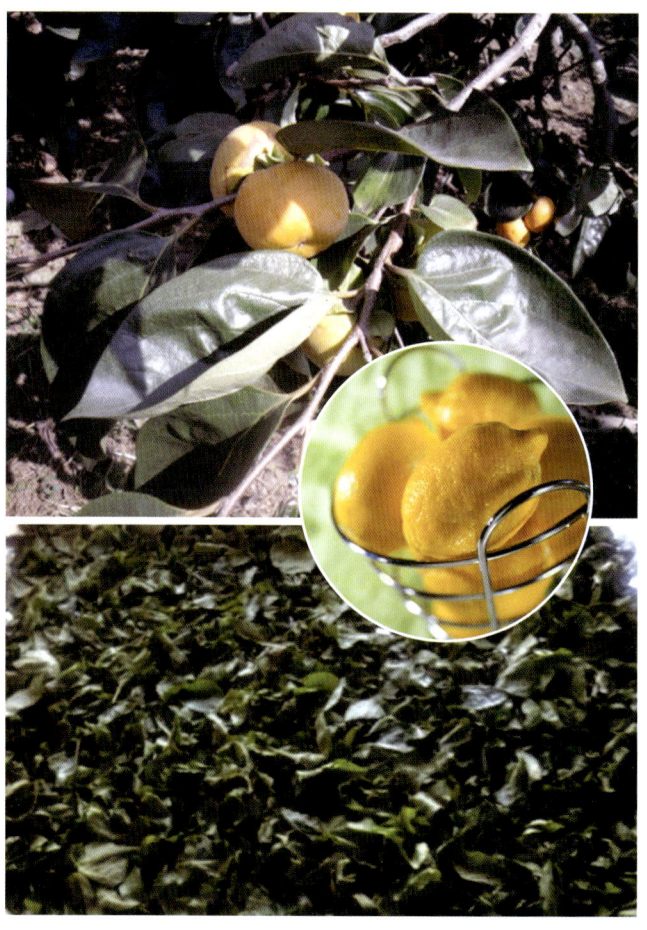

컴프리 주스

빈혈, 냉증, 노화방지

컴프리는 옛프랑스어로서 '병을 다스른다' 라는 의미이며 영국에서는 '기적의 풀' 이라고 부르고 소련에서는 '밭의 우유' 라고 부른다. 비타민B12 또는 조혈작용이 높아 악성빈혈의 치료에 효과가 있고 유기 게르마늄은 체내의 산소를 풍부하게 하여 신체 구석구석에 산소를 공급하는 작용이 있음이 밝혀졌다.

봄에 나타나기 쉬운 잔병을 물리치고 환절기 피부 관리를 위해 비타민이 많은 음식을 섭취하도록 한다. 컴프리는 봄에 필요한 비타민과 영양소를 충분히 갖춘 야채이다.

환절기에는 피부 저항력을 높여 주어야 한다. 이것은 단기간에 되는 것이 아니라 오랫동안 꾸준히 각종 영양소를 섭취해 체내의 균형을 유지시켜 주어야 가능한 것이다.

컴프리, 샐러리, 파슬리는 모두 각종 비타민과 미네랄 등의 영양 성분을 듬뿍 함유하고 있어 피부 미용에 도움이 된다.

변비, 세균 감염에 대한 저항력, 조직세포의 활동을 활발하게

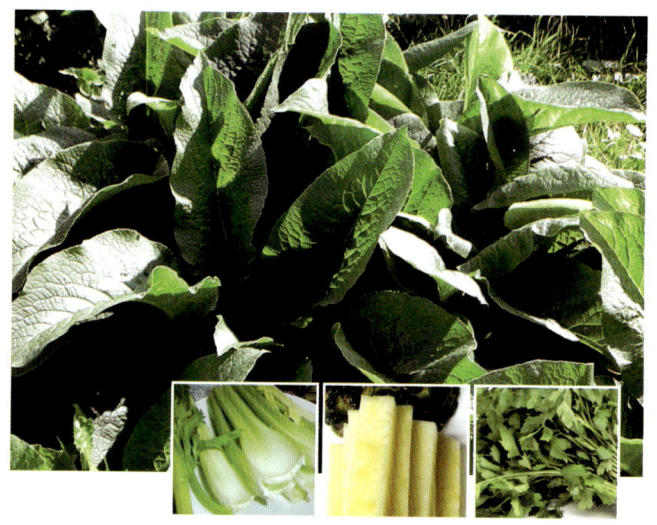

한다. 빈혈, 냉증, 당뇨병, 간장병에 유효하며 위궤양, 위산과다, 시력보호, 식욕 증진, 피로회복 등이 있다.

- 컴프리, 샐러리, 파슬리, 파인애플을 적당한 크기로 잘라 요구르트와 함께 믹서기에 넣고 갈아 주스를 만든 후 레몬즙을 약간 넣는다.
- 컴프리 어린 잎 8장, 샐러리 20g, 파슬리 10g, 파인애플 70g, 레몬즙, 요구르트.

사과 · 요구르트 주스
장의 연동운동 촉진

사과 성분 중 중요한 것은 당분, 유기산, 펙틴이다. 당분은 대부분이 포도당과 과당으로서 흡수가 잘되며 유기산은 0.5% 정도로 사과산, 구연산, 주석산酒石酸 등이 들어 있어 우리몸 안에 쌓인 피로물질을 빨리 분해시킨다. 또 정장整腸작용과 변비에 좋은 펙틴이 많아 유독물질의 흡수를 막아주므로 소화에도 크게 도움을 준다.

사과와 요구르트를 섞으면 맛도 그만이지만 사과의 섬유질과 요구르트의 유산균이 만나 장 운동을 활발하게 한다.

사과의 주된 성분은 펙틴, 사과산, 주석산, 구연산으로 특히 펙틴은 장의 연동운동, 정장작용을 높인다.

- 사과와 당근에 요구르트, 꿀, 레몬즙을 넣어 믹서에 갈아 주스를 만든다.
- 사과 1/2개, 당근 100g, 레몬즙 약간, 벌꿀 2작은술, 요구르트 적당량

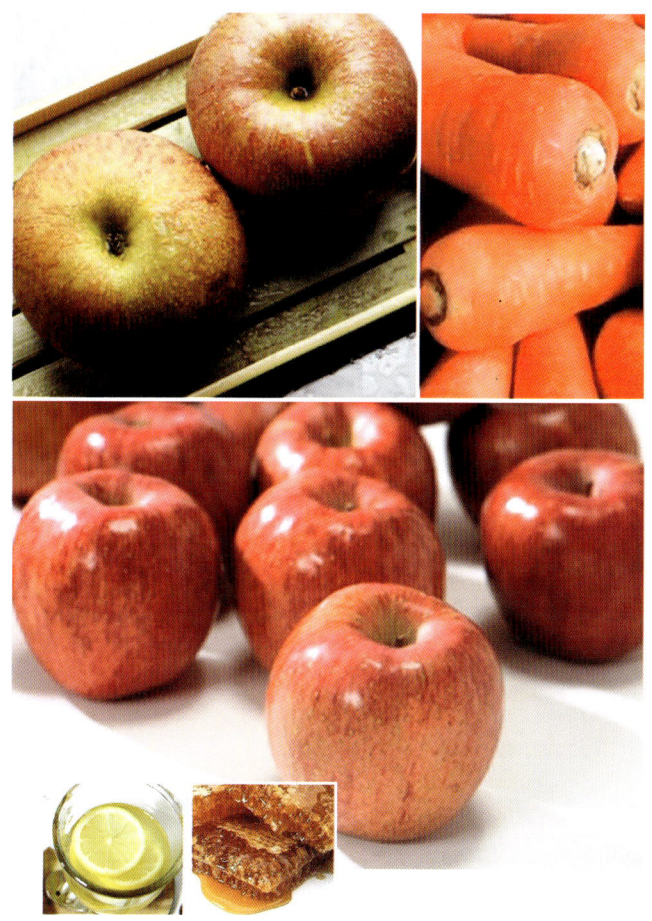

금귤 · 무 주스

감기예방, 피로회복

금귤은 감귤류 중에서 가장 작은 열매이다. 껍질을 까지 않고 통째로 먹는다. 단 열매 속에 씨가 들어 있어 씨를 골라내야 한다.

금귤류의 과일은 비타민C가 풍부하게 들어 있다. 특히 금귤은 껍질째 먹기 때문에 더 많은 양의 비타민C를 섭취할 수 있다. 감기에 잘 걸리는 사람은 꾸준히 마셔보는 것이 좋겠다. 금귤을 주스로 만들 때 표면이 깨끗한 것으로 믹서를 해야 한다.

- 금귤, 사과, 무를 넣고 벌꿀을 넣은 후 요구르트를 믹서에 갈아 주스를 만든다.
- 금귤 4개, 무 100g, 사과 중 1/4개, 벌꿀 2작은술, 요구르트 적당량을 넣는다.

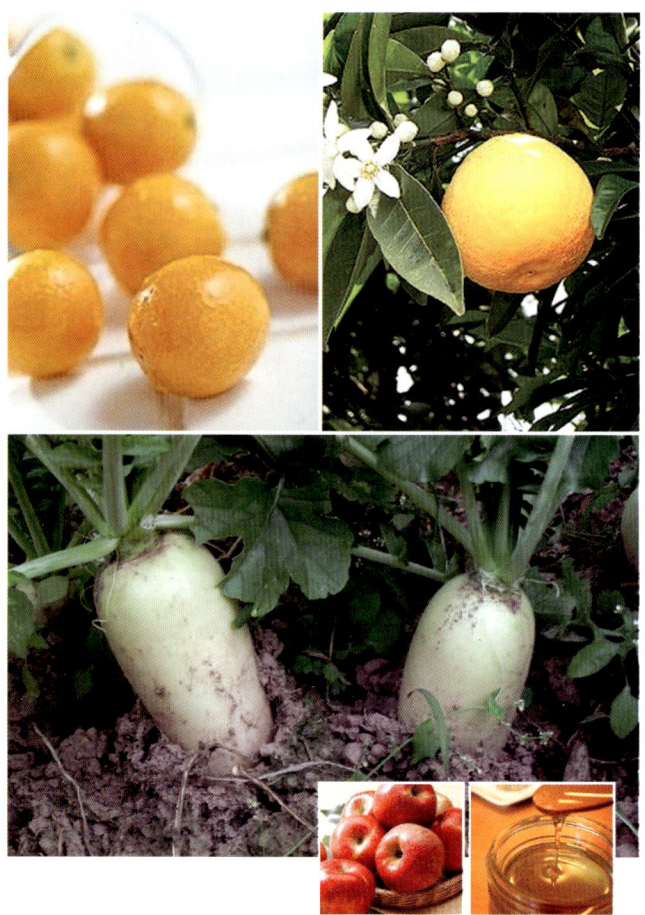

샐러리 · 샐러드야채 주스
당뇨병

당뇨병은 여러 가지 합병증을 일으킬 위험이 높고 전체적으로 체력을 약하게 만들기 때문에 각별한 주의를 해야 한다. 신선한 야채를 많이 섭취하고 동물성 지방을 줄이는 것이 좋다. 또한 주식에서 탄수화물 섭취를 줄이는 것도 중요하다. 샐러리와 샐러드 야채는 비타민B_1, B_2가 많고 그레이프루트는 과일 중에서도 칼로리가 낮아 비만이 걱정되는 사람에게 좋다. 특히 비타민B_1은 당질 대사를 위해 필수적이므로 부족하지 않도록 주의해야 한다.

- 샐러리, 샐러드 야채, 그레이프루트, 요구르트, 레몬즙과 함께 믹서기로 갈아 주스를 만든다.
- 샐러리 70g, 샐러드야채 50g, 그레이프루트 1/3개, 레몬즙 약간, 요구르트 적당량

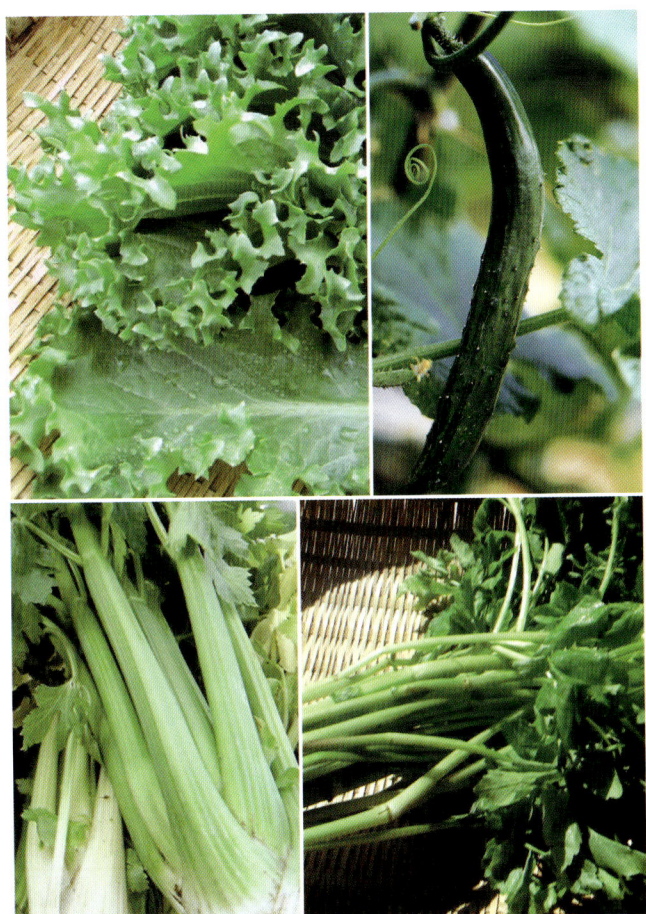

샐러드 · 바나나 주스
저혈압, 위장 장해

고혈압은 혈관 속에 콜레스테롤이 쌓여 혈액의 흐름이 좋지 못한 상태를 가리킨다. 반면에 저혈압은 심장에서 혈액을 내보내는 압력이 낮아서 생기는 병으로 고혈압보다 더 위험할 수도 있다고 한다. 칼로리가 높고 단백질을 많이 함유하고 있으며 소화가 잘되는 주스이다.

저혈압인 사람은 심장에서 혈액을 내보내는 압력이 낮아 혈액이 끝까지 힘차게 돌지 못하기 때문에 손발이 차가워지기 쉽다. 이런 사람일수록 고칼로리, 고단백 식품을 많이 섭취해야 한다. 저혈압이고 마른 체형의 사람들 중에는 위장장애자가 많다. 특히 동물성 식품을 지나치게 섭취하면 소화불량을 일으키기 쉽다.

- 와인을 넣고 샐러드, 바나나, 우유를 넣어 믹서기로 갈아 주스를 만든다.
- 샐러드 50g, 바나나 1/2개, 우유 100cc, 와인 1큰술

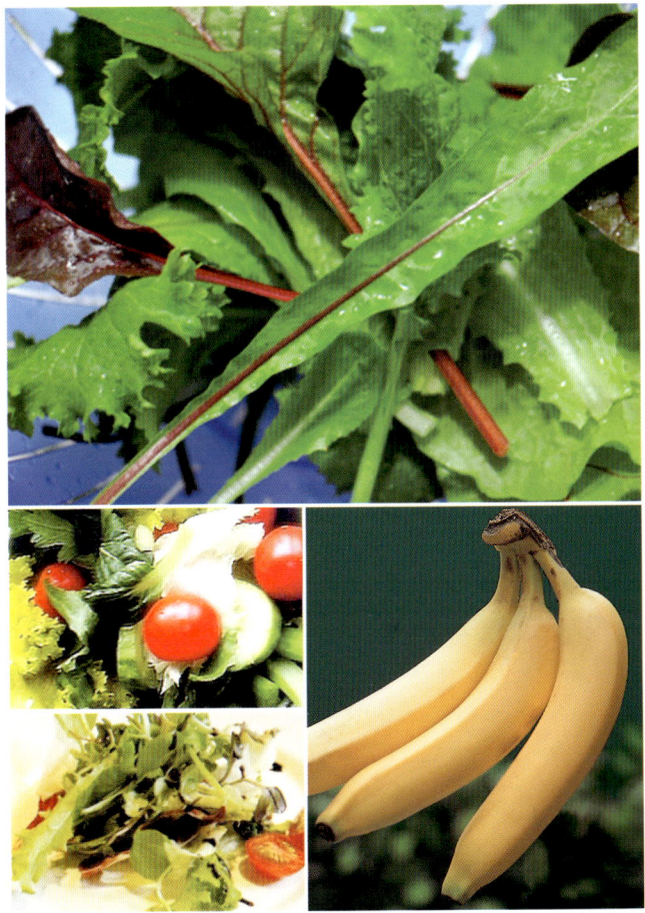

감 주스

고혈압, 동맥경화, 술독

생즙용은 덜 익은 떫은감을 선별한다. 감잎도 생즙으로 이용할 수 있으며 신선한 잎을 채취하여 쓴다. 생즙이 고혈압 환자에게 좋으며 각기脚氣에도 유효하다. 술에 취했을 때 취기를 덜게 된다.

감 성분은 비타민A, B₁, B₂, C 등이 있고 과육에는 전화당, 유리산, 탄닌, 산화효소 등이 함유되어 있다. 곶감乾柿의 표면에 생기는 백분은 만니트이다. 떫은감의 액즙에는 시브이라는 탄닌 같은 물질이 있다. 설사를 멎게 하고 배탈을 낫게 해주는 것으로 알려지고 있다. 지혈작용도 있다. 숙취예방과 치료에도 좋다. 다만 변비증세가 있는 사람은 감을 먹지 않는 것이 좋다.

- 감, 사과, 레몬즙, 요구르트를 믹서에 넣고 갈아 주스를 만든다. 처음 마시는 사람은 떫은맛이 강하므로 우유나 요구르트를 타서 마시거나 사과즙, 무즙을 타서 마셔도 좋다.
- 감 작은 것 1개, 사과작은 것 1개, 레몬즙 약간, 요구르트적당량.

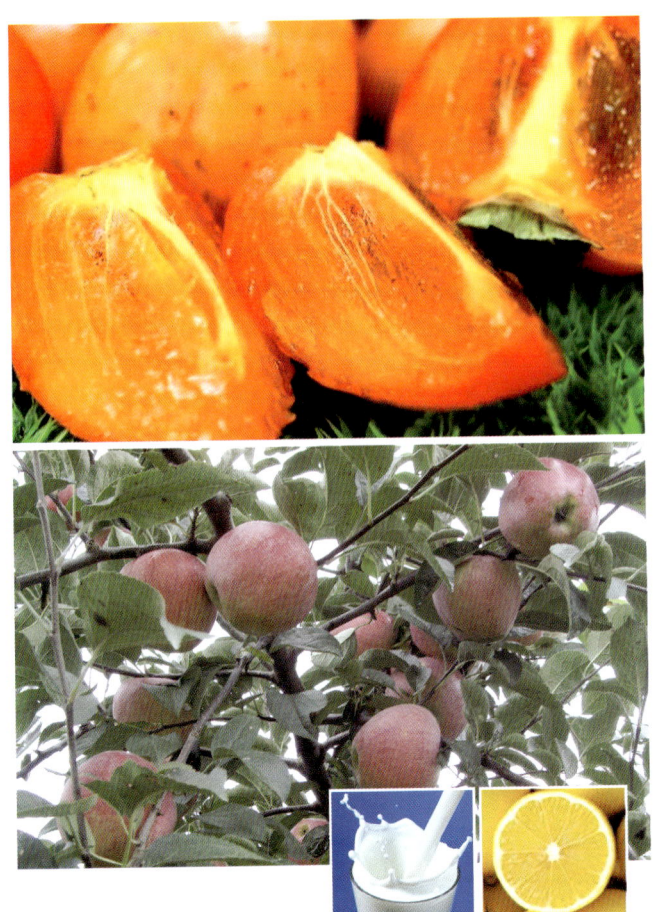

석류 주스

자궁출혈, 대하증

석류에는 신酸 것과 담談한 것 두 종류가 있다. 생즙용은 어느 것이나 좋으며 잘 익은 것을 선별하도록 한다.
석류 생즙은 옛날부터 강장제로 전해오고 있다. 특히 한방에서는 석류피皮를 고혈압과 동맥경화 예방에 좋은 효과를 나타내고 또 설사, 이질, 대하증 등에 좋으며, 구충제의 작용으로도 쓰인다.

- 석류는 껍질을 반쯤 남기고 벗긴다. 씨를 빼고 요구르트 넣고 믹서로 갈아 주스를 만든다.
- 생즙은 아침 공복시 한 컵씩 마신다. 신맛이 강하므로 당근이나 사과를 절반씩 혼합해서 마시면 좋다.

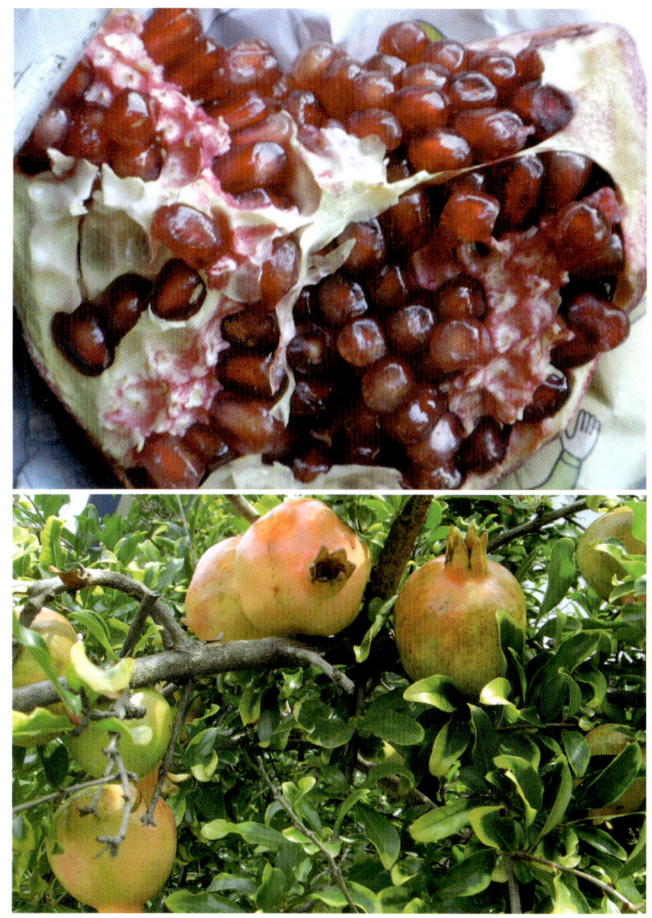

머루 주스

보혈, 이뇨, 구역질

머루는 일종의 야생 포도이며 자양 강장제, 보혈, 이뇨, 남성의 정력제로 알려져 있다.

머루는 모양이 포도와 비슷하나 알이 잘고, 신맛이 포도보다 강하다. 생즙용은 잘 익은 것을 채취하며, 서리霜가 내린 뒤에 제맛이 난다.

머루 생즙은 옛부터 보혈의 즙으로 알려져 있다. 폐가 약한 사람은 이 즙을 마시면 좋다. 또한 이뇨의 효과도 있고, 갈증과 구역질에도 효과가 있다.

- 잘 익은 머루를 당근과 요구르트를 믹서에 넣고 갈아 주스를 만든다. 신맛이 강하므로 사과나 당근과 혼합해서 마시면 좋다.
- 머루 300g, 당근 150g, 요구르트 적당량.

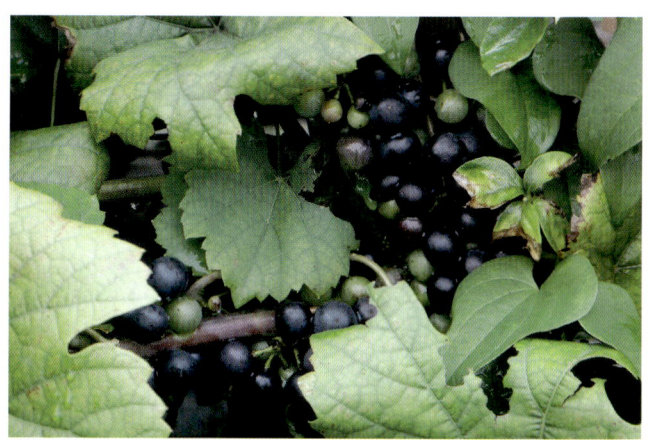
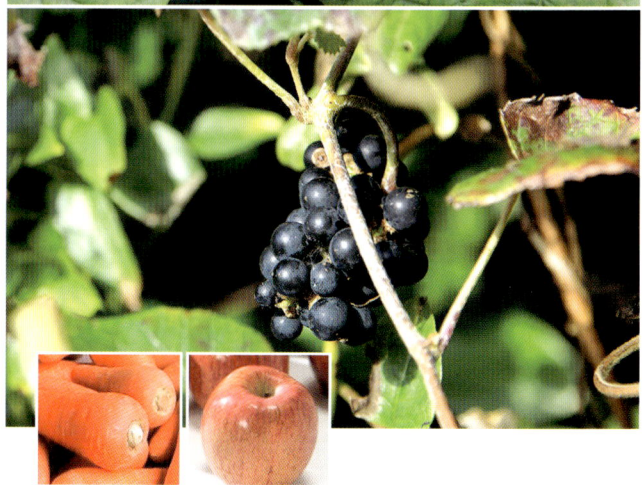

오디 뽕열매 주스

관절통, 신경쇠약

오디는 갸름하고 도톨도톨하며, 익으면 검은 자줏빛으로 변하는데 맛이 달콤하다. 생즙용은 붉은빛이 반쯤 있는 것을 선별한다.

오디를 갈아서 즙으로 만들어 매일 먹으면 오장과 관절통을 이롭게 하며 위의 소화기능을 촉진시키고 대변배설을 순조롭게 하여 변비에 약효가 있다.

장기간 마시면 정신이 맑아지고, 신경쇠약에도 좋다. 성분은 유기산, 단백질, 당분, 회분 등이 함유되어 있다.

- 반쯤 익은 오디를 따서 물에 깨끗이 씻어 꼭지를 떼어버리고 사과와 요구르트를 믹서에 넣고 갈아 주스를 만든다.
- 재료분량은 1회 약 400g정도 요한다. 사과즙이나 귤즙, 요구르트 적당량를 넣는다.

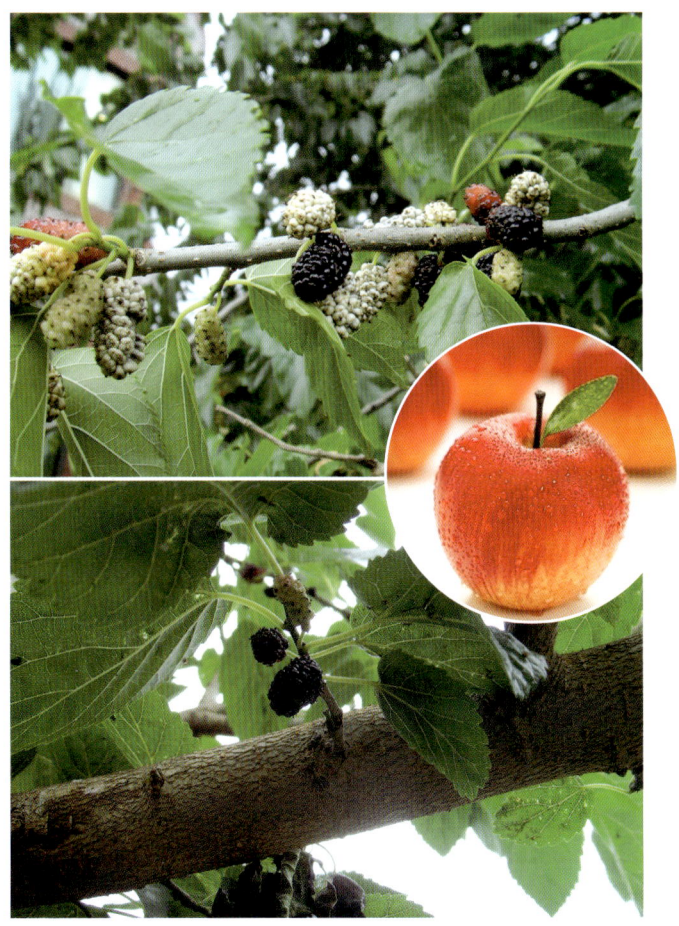

101

쑥 생즙 주스

부인병, 소화불량, 간염

재료는 잎을 사용한다. 약용이나 생즙용으로 쓸 경우에는 바닷가 쑥이 향기가 좋다. 생즙용은 짧은 시기의 것만 채취할 수 없으므로 4월 하순-5월 하순 사이의 것을 선별한다.

쑥의 생즙은 위장병에 좋은 효과를 볼 수 있으므로 매일 마시면 좋다. 특히 부인병, 소화불량, 신경통 등에 좋은 효과를 본다. 혈압을 낮추어 주는 작용이 있으며 칼륨이 많이 들어있어 이뇨작용을 나타내며 이담利膽작용, 즉 담즙이 많이 나오게 하는 작용이 있어 간염肝炎에도 치료효과가 있다고 한다.

- 쑥잎은 깨끗이 씻어 사과, 당근, 벌꿀, 요구르트를 믹서에 넣고 갈아 주스를 만든다. 양배추 등을 혼합하면 더욱 좋다.
- 생즙을 아침 공복시에 한 컵씩 마신다.

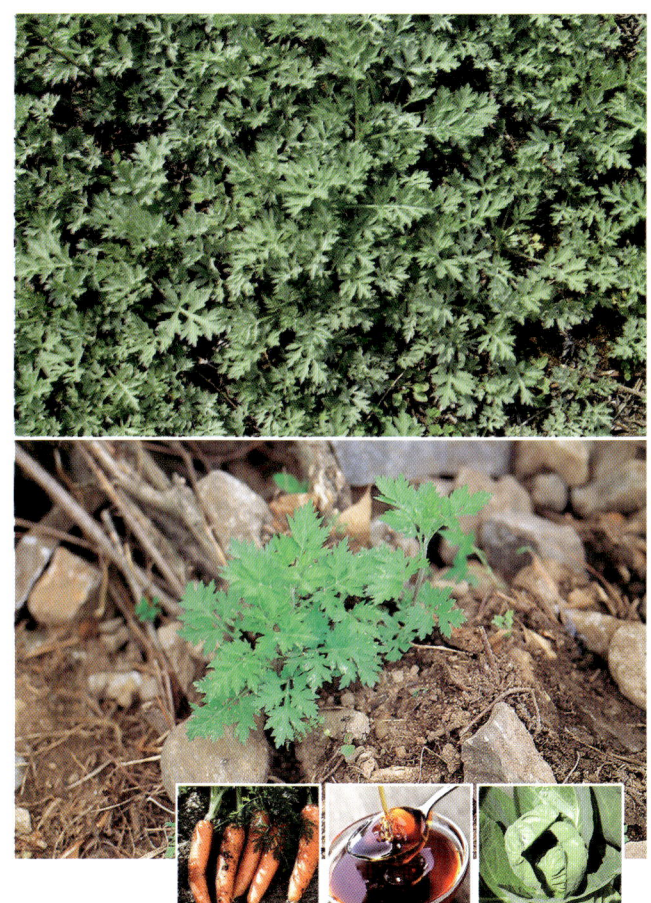

생강 주스

감기, 기침, 천식

생강 껍질은 찬성질이 있으므로 밤에는 먹지 않는 것이 좋고 음력 8, 9월에 많이 먹으면 봄철에 가서 눈병을 일으키고 근력筋力을 약하게 한다고 한다.

재료는 뿌리를 사용한다. 생강은 되도록 단단하고 신선한 것을 선별한다. 생강의 방향신미성분芳香辛味成分은 위점막을 자극하여 위액 분비를 증가하고 구토, 설사, 해수, 혈행장해血行障害 등에도 효과가 있다.

또 치질이 있는 사람, 피부에 병이 생겼을 때는 좋지 않다.

몸의 컨디션이 좋지 않을 때는 체내의 수분조절이 잘되지 않아 얼굴이 부석하게 붓는데 생강은 땀을 내고 소변이 잘 나오게 하여 부기를 빼준다.

생즙은 감기, 기침, 천식, 현기증, 두통 등에 마시면 좋다. 또 생즙을 물에 적당히 타서 매일 한 컵씩 마시면 폐와 위를 보한다.

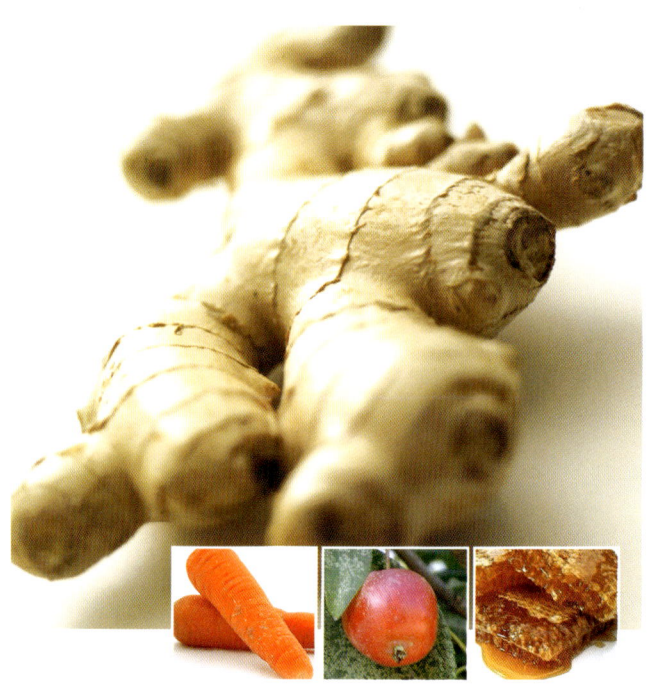

- 생강은 뿌리 겉껍질을 긁어버리고 사과나 당근, 양배추, 벌꿀, 요구르트를 섞어서 믹서기에 넣고 갈아 주스를 만든다. 생즙을 아침 공복시에 한 컵씩 마신다.
- 생강 100g, 사과 1/2개, 벌꿀 작은술, 요구르트 적당량

샐러리 주스

동맥경화, 고혈압, 신경피로

잎과 줄기를 사용한다. 생즙용으로는 잎을 반드시 함께 써야 한다. 샐러리를 선별할 때는 잎이 싱싱하고 신선한 것으로 줄기부분에 이상이 없는 것을 골라야 한다.

생즙에 비타민B$_1$, B$_2$가 많이 함유된 샐러리는 강정강장의 효과가 있어, 스태미너가 부족한 사람에게 알맞은 생즙이다. 그밖의 피로회복에도 좋다.

샐러리의 성분으로 특기할 만한 것은 비타민B$_1$, B$_2$로서 야채 중에서 유독히 많이 들어 있다. 그밖에 비타민A, 비타민C, 나트륨, 칼슘 등도 함유되어 있다.

- 샐러리를 깨끗이 씻어 적당히 썰고 사과, 레몬, 당근, 요구르트를 믹서에 넣고 갈아 주스를 만든다. 생즙을 매일 아침 공복시 한 컵씩 마신다.
- 샐러리잎째 100~120g, 사과1/2, 당근 100~120g, 레몬즙 약간, 요구르트적당량

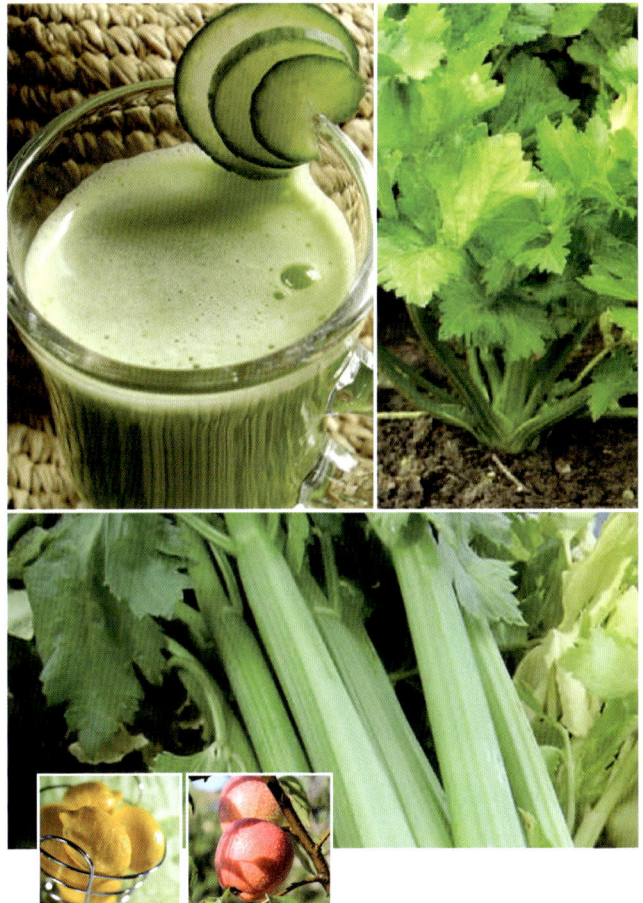

오이 주스

미용, 이뇨작용, 부종

오이를 먹으면 수분과 더불어 체내의 나트륨을 많이 배설하게 되고 노폐물도 함께 빠져나가 몸이 한결 개운해지고 맑게 된다.

오이는 성질이 차고 약간의 독성이 있으므로 많이 먹는 것은 좋지 않다. 오이에는 비타민C를 산화시켜 파괴하는 효소가 들어있기 때문에 딴 과일이나 채소와 같이 섞어서 생즙을 만들면 비타민C가 파괴된다.

오이의 속씨가 여물기 전의 것을 선별한다. 주성분은 펜토산, 탄수화물, 페크린 등이며, 단백질은 거의 포함되어 있지 않다. 무기질로는 칼리와 인산이 많다. 오이에는 이뇨작용이 있으므로 부종이나 요량이 적은 사람에게 좋다.

- 오이를 깨끗이 씻어 적당히 썰어 **벌꿀, 요구르트**를 넣고 갈아 주스를 만든다. 생즙을 아침 공복시 한 컵씩 매일 마신다.
- 오이 150~200g, 벌꿀, 요구르트 적당량

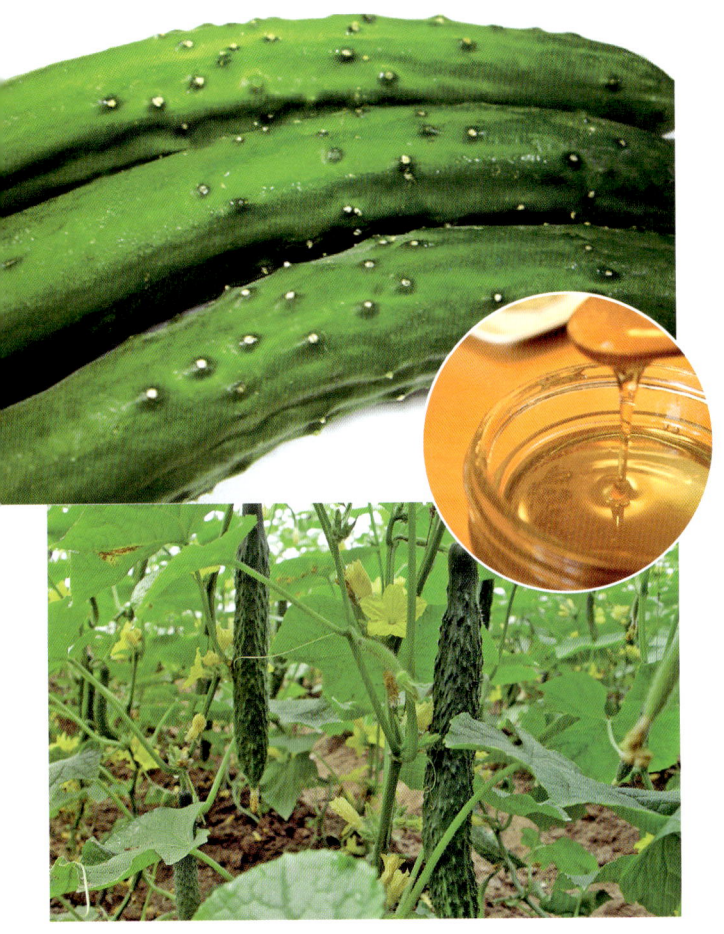

아욱 주스

구내염, 위장보호

뿌리, 줄기, 잎을 사용한다. 아욱에는 특이한 방향芳香이 있어 생즙용으로 적당하며 여름철에 마시기가 좋다.
아욱생즙은 신경통에 좋으며 위장을 보호하고 이뇨작용도 있다. 또 몸에 종기가 생길 때 생즙을 자주 마시면 좋다.
또한 야채 중에서 영양가가 높은 시금치보다 단백질, 지방, 칼슘이 2배 가량이나 더 많다. 또 비타민이 골고루 함유되어 있어 여름철의 아욱은 훌륭한 알칼리성 식품이다. 아욱생즙은 신경통에 좋고, 위장을 보호하고 이뇨작용이 있다. 또한 임질에 유효하며 종기가 자주 생기는데 마시면 예방이 된다.

- 아욱은 깨끗이 씻지 않으면 점액粘液 같은 것이 빠지지 않으므로 씻는데 신경을 써야 한다. 재료를 적당히 썰어 당근, 사과, 요구르트, 벌꿀을 믹서에 넣고 갈아 주스를 만든다.
- 아욱 120~150g, 당근 120~150g, 벌꿀 1작은술, 사과 1/2개, 요구르트 적당량

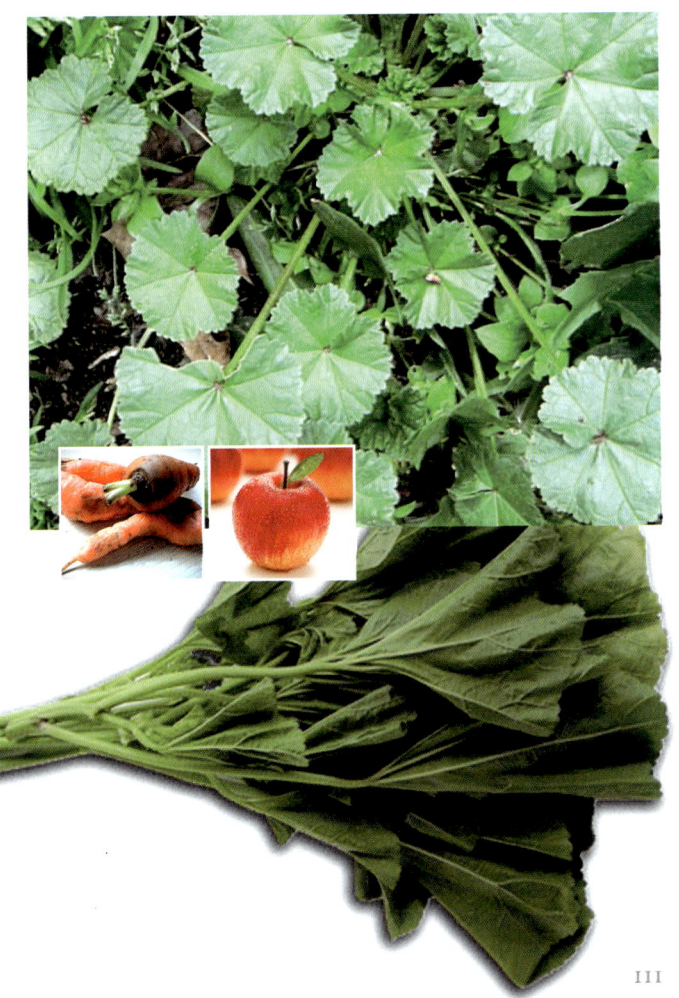

III

미나리·당근 주스

건강증진, 피로회복, 빈혈

미나리는 독특한 향기가 있어 입맛을 돋구어 준다. 또 철분이 풍부하며 섬유가 있어 변비에 좋다. 뿌리부분에도 유효 성분이 많이 함유되어 있으므로 물에 깨끗이 씻어 함께 사용하면 좋다.

생즙은 고혈압 환자에게 적당하고 해열, 일사병日射病 등에도 유효하다. 성분은 비타민A, 비타민C, 인, 칼슘, 칼륨 등이 함유되어 있다.

- 미나리뿌리는 잘라버리고 물로 여러 번 깨끗이 씻어 샐러리, 당근, 벌꿀, 요구르트와 함께 믹서에 넣고 갈아 주스를 만든다.
- 생즙을 아침 공복시 한 컵씩 마신다. 미나리는 특유의 향이 있으므로 비위가 거슬린 사람은 요구르트와 혼합하여 마시면 좋다.
- 미나리통째 100~120g, 샐러리잎째 60~80g, 당근 100~120g, 요구르트적당량

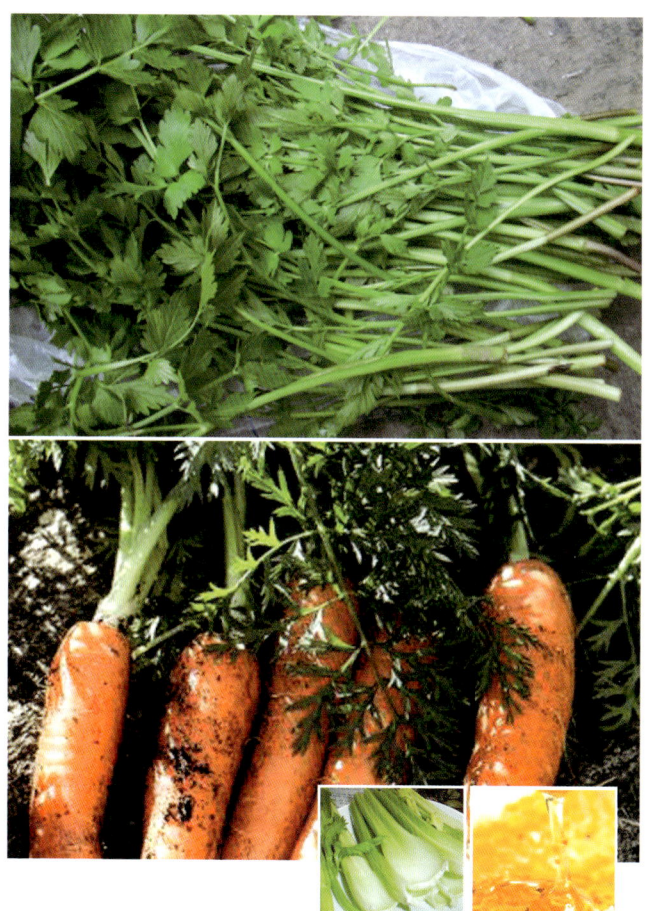

근대 주스

이질, 열독

옛부터 위와 장을 튼튼하게 해주는 것으로 알려져 왔다. 비타민A가 많아, 밤눈을 못 본다든가, 피부가 거친 사람과 성장발육이 뒤늦어지는 어린이에게는 매우 좋은 채소이다.

생즙용은 그날 채취한 것을 사용하고 잎과 줄기가 신선한 것을 선별한다.

생즙은 위장을 보하고 이질에 마시면 효과가 있다. 또한 열독 熱毒을 푸는 효과도 있다. 성분은 비타민과 무기질을 많이 함유하고 있다.

단백질 함유량은 비교적 적은 편이나, 아미노산의 구성은 로이신, 페닐알라닌, 리신 등 필수 아미노산이 많아 그 질이 우수하다. 당분은 대부분이 포도당이다.

- 근대와 사과, 요구르트를 믹서에 넣고 갈아 주스를 만든다. 당근, 오이, 사과, 순무잎 등을 잘 배합하면 효과적이다.
- 생즙을 아침 공복시 한 컵씩 마신다.

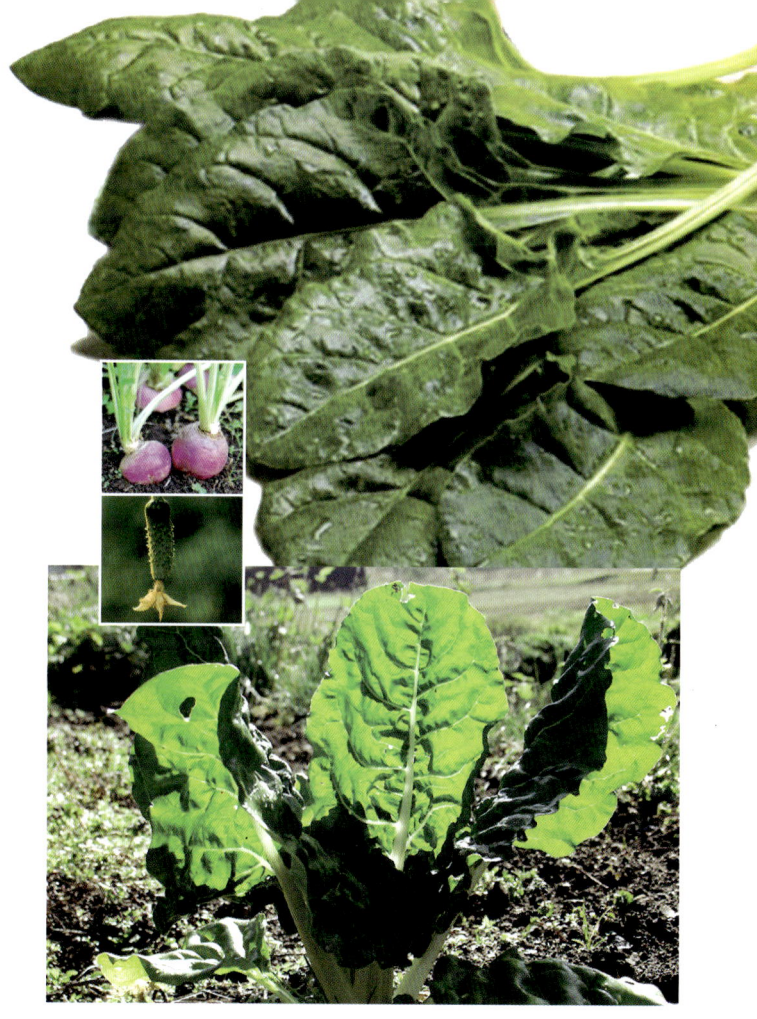

순무 주스

임산부, 골절이 약한 사람

일상에 먹으면 건강해지고 많이 먹어도 탈이 없으며 오장을 이롭게 하며 몸이 가벼워 기를 늘리게 한다. 코피가 자주 날 때 녹즙을 내서 한 숟가락을 복용하면 잘 듣는다.

뿌리, 잎을 사용한다. 잎은 신선한 것이 좋고 꽃이 피기 전 것을 선별한다.

순무생즙은 소화를 촉진시키고 기침에 유효하다. 장기간 마시면 몸이 경쾌해지고 머리도 맑아진다.

성분은 무와 거의 같고, 아밀라제라고 하는 소화를 돕는 효소가 함유되어 있다.

- 순무뿌리, 잎을 깨끗이 씻어 적당히 썰어 벌꿀, 사과, 요구르트와 함께 믹서에 넣고 갈아 주스를 만든다.
- 순무뿌리 50~60g, 순무잎 100~120g, 꿀한술, 사과 1/2개, 요구르트 적당량

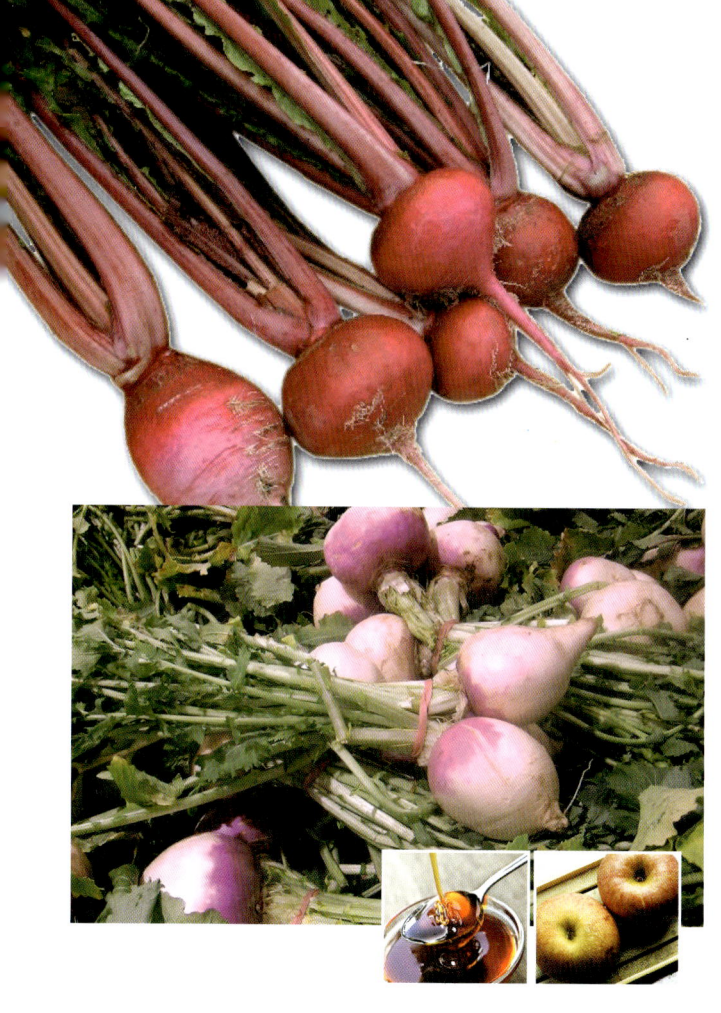

딸기 주스

기미, 고혈압, 정력 강화제

딸기는 시간이 지나면 쉽게 상하므로 신선한 것으로 잘 골라야 한다. 산딸기는 나무에서 열리는 것으로 한방에서는 약재로 사용한다.

새콤한 맛을 내는 유기산은 0.6~1.5%가 함유되어 있다.

딸기의 생즙은 무엇보다도 미용식으로 가장 좋다. 계속해서 마시면 여드름이나 기미, 주근깨 등이 깨끗이 없어지며 입맛이 없을 때는 입맛을 되찾게 해준다.

병증으로는 고혈압과 빈혈증 환자에게 좋다. 특히 산딸기 생즙은 옛부터 정력에 좋다고 전해지고 있다.

- 잘 익고 싱싱한 딸기로 골라서 꼭지를 뗀 다음 사과와 우유를 믹서에 넣고 갈아 주스를 만든다.

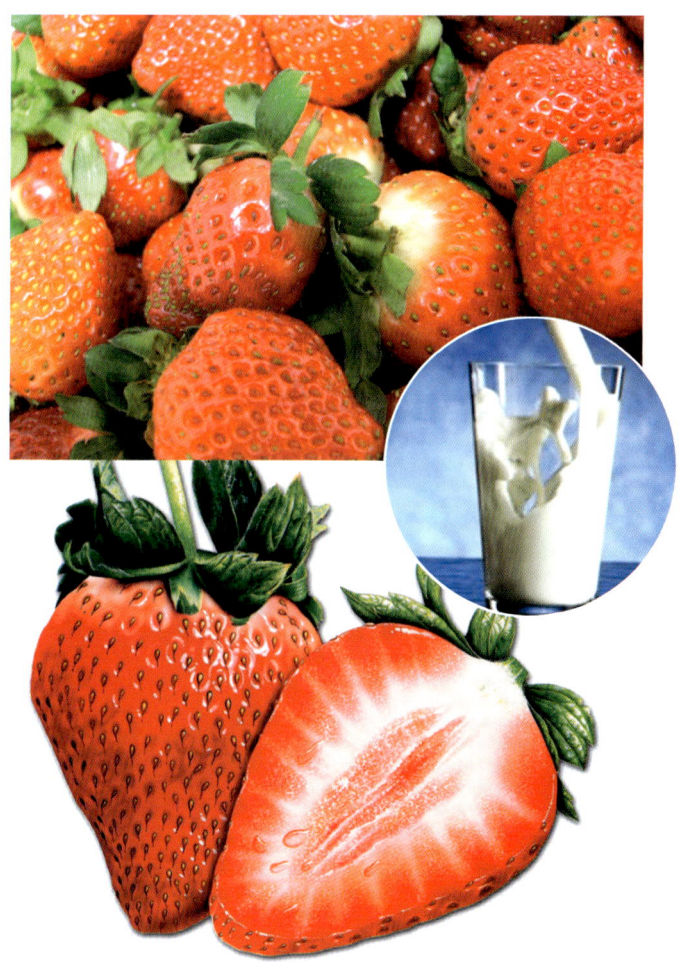

감자 주스

위궤양, 비만, 고혈압

감자는 모든 필수아미노산을 골고루 함유하고 있다. 생즙용으로는 흔한 남작男爵이 좋다. 싹이 나온 감자는 적당하지 않으며 파란색 감자는 독성이 있으므로 좋지 않다. 매일 중크기의 감자 1개를 꼭 먹는 것을 생활화하자.

특징으로는 비타민C가 많은데 100g중 15mg 이것은 끓이거나 구워도 전분에 둘러싸여 있기 때문에 파괴되지 않지만 원래 비타민C는 열에 약한 것이다.

감자를 보관할 때 싹이 돋아나며 파랗게 변하는 부분이 있는데 이것은 솔라닌이라는 독성이 있기 때문에 이 부위는 도려내고 먹는 것이 좋은데 그대로 먹게 되면 설사, 복통, 어지러움, 마비 등의 중독증상이 생길 수도 있다.

위궤양, 십이지장궤양, 위산과다증에는 강판에 갈아서 헝겊에 즙을 짜내어 커피 잔으로 반잔 정도를 1일 3회 식간에 복용하면 효과가 있다 여기에 양배추를 첨가해도 좋다.

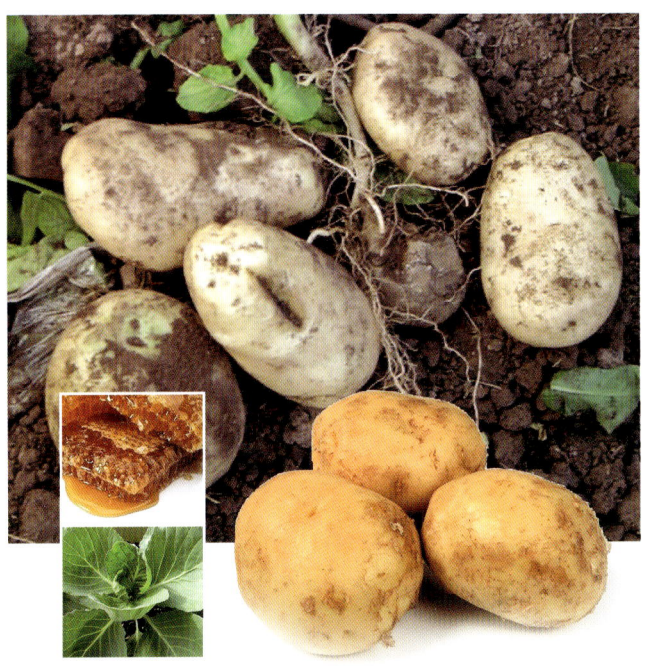

- 감자도 역시 캔 지 얼마 되지 않은 싱싱한 것으로 고른다. 물로 깨끗이 씻어 껍질을 벗기고 칼로 적당히 썰어 벌꿀과 요구르트 와 함께 믹서에 넣고 갈아 주스를 만든다.
- 양배추, 시금치, 당근, 사과 등과 배합하면 효과적이다.

씀바귀 주스

이질, 황달

겨울에도 얼어 죽지 않는다고 하여 일명 월동엽越冬葉이라 한다. 한여름에 더위를 타지 않으며 위장을 튼튼하게 하여 소화기능을 좋게 하여 준다. 뿌리는 당뇨병에 좋고 강정제도 된다. 씀바귀는 잎, 뿌리 등 전체를 재료로 이용한다. 꽃이 핀 후의 것은 별 효력이 없다.

씀바귀의 성분은 아직 밝혀져 있지 않았지만 여름철에 생즙을 만들어 먹으면 더위를 심하게 느끼지 않으며, 더위를 먹은 사람에게 큰 효과가 있다.

- 깨끗이 씻은 **씀바귀와 사과나 당근, 벌꿀, 요구르트**와 함께 믹서에 넣고 갈아 주스를 만든다.
- 시금치, 샐러리 등과 배합해도 좋다.

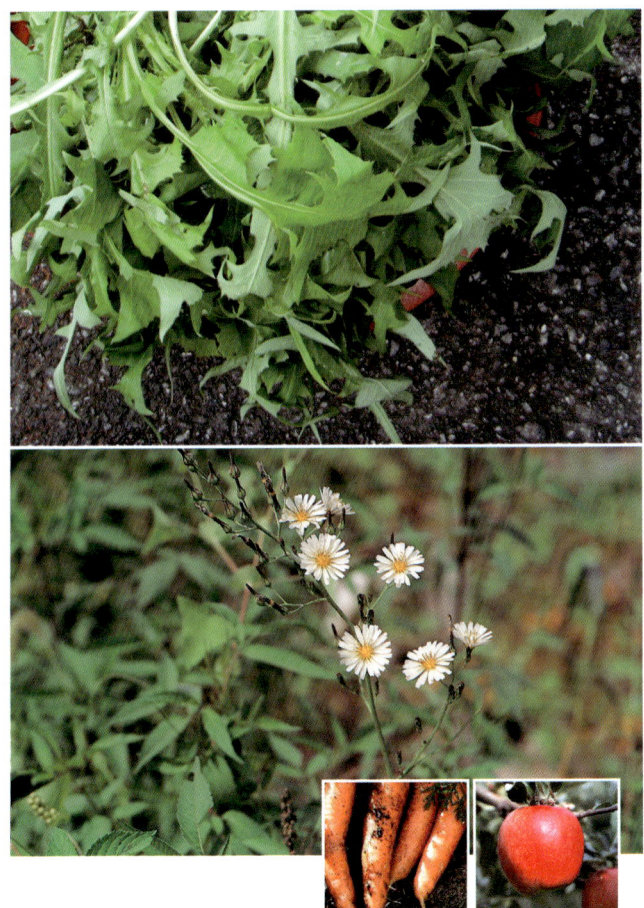

익모초 주스

부인병, 냉증, 대하증

익모초에는 레오누린이라는 쓴맛 성분이 들어있으며 이 물질이 중추신경 및 말초신경에 대해 약리작용을 나타내는데 특히 자궁에 대하여 수축작용을 한다.

잎을 재료로 쓰는데 잎에는 결정성結晶性 알칼로이드, 수지樹脂, 지방유 등이 함유되어 있다.

부위별 효능을 보면

- 전초全草 - 월경불순과 산후복통에 진정작용
- 마른꽃 - 부인병의 혈증일체血症一切를 치료한다.
- 줄기, 잎 - 풍열風熱을 막아주고 눈을 밝게 하여 준다.
- 종자충울자 - 신장염으로 생긴 부종, 시력 감퇴 예방 등이 있다.

익모초는 생약의 이름이 가리키듯 어미母를 도우는益 풀草, 다시 말하면 부인에게 이로운 풀이라는 뜻이 되겠다.

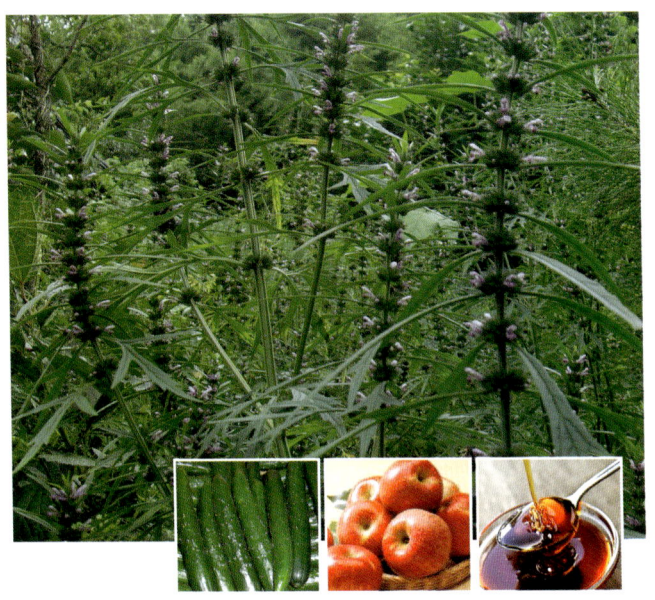

- 익모초 잎을 당근과 벌꿀, 요구르트와 함께 믹서에 넣고 갈아 주스를 만든다. 사과, 오이 등과 배합해도 효과적이다.
- 아침 식전에 1컵씩 마시는데 역겨울 정도로 쓰므로 당근과 요구르트를 섞어서 마시면 좋다.
- 익모초 150g, 당근이나 오이 150g, 사과 200g, 벌꿀, 요구르트 적당량

도꼬마리 주스

시력회복, 귀앓이

잎파리를 사용하는데 식용으로도 많이 애용한다. 성분은 아직 밝혀지지 않고 있으나 옛부터 시력이 좋아진다고 하여 자주 이용되어 온 즙이다. 꾸준히 마시면 웬만해서는 귓병도 걸리지 않는다고 한다.

- 신선한 잎을 깨끗이 씻어 사과와 벌꿀, 요구르트와 함께 믹서에 넣고 갈아 주스를 만든다.
- 아침 식전에 1컵씩 마시는데 매우 씁쓸하니 벌꿀, 사과즙과 요구르트를 섞어 마시면 좋다. 양이 많으면 오히려 해롭다.

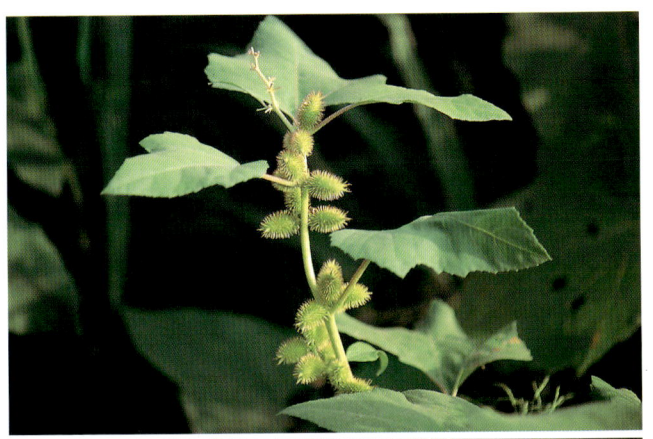
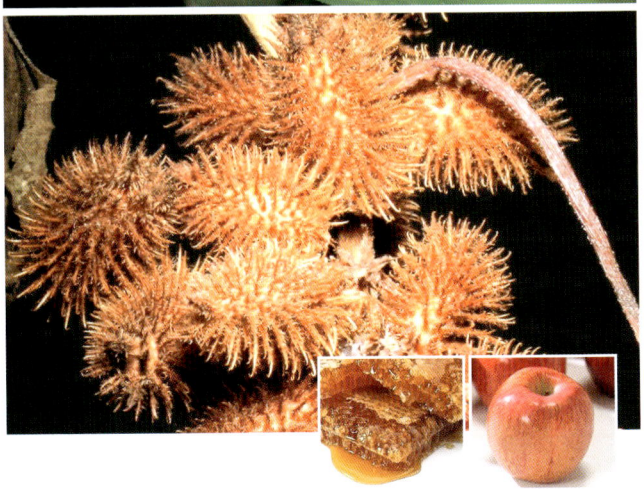

무 주스

피로, 권태, 소화촉진

재료는 뿌리, 잎을 사용한다. 무에는 매운 맛과 단맛이 강한 것이 있는데 대부분 매운 맛이 강한 것은 껍질에 푸른빛이 많다. 이런 것은 생즙으로 부적당하고 되도록 단맛이 강한 것을 고르는 것이 좋다. 잎은 싱싱하고 긴 무보다 통통한 재래종 조선무가 좋다.

무잎에는 비타민 A, C, B₁, B₂, 칼슘 등이 들어있어 영양가가 매우 우수하며 껍질에는 속보다 비타민C가 배나 더 들어 있으므로 껍질을 버리지 말고 깨끗이 씻어서 먹는 것이 좋다.

무생즙의 특징은 소화를 촉진시키고 강장强壯의 효과가 있고 해독과 거담祛痰의 작용도 있다. 또한 애연가에게는 니코틴을 제거하는 작용이 있으므로 무생즙을 매일 1컵씩 마시는 방법도 좋다.

- **무를 벌꿀과 요구르트**와 함께 믹서에 넣고 갈아 주스를 만든다.
- 무생즙과 요구르트를 2:1로 혼합해서 마시면 된다.

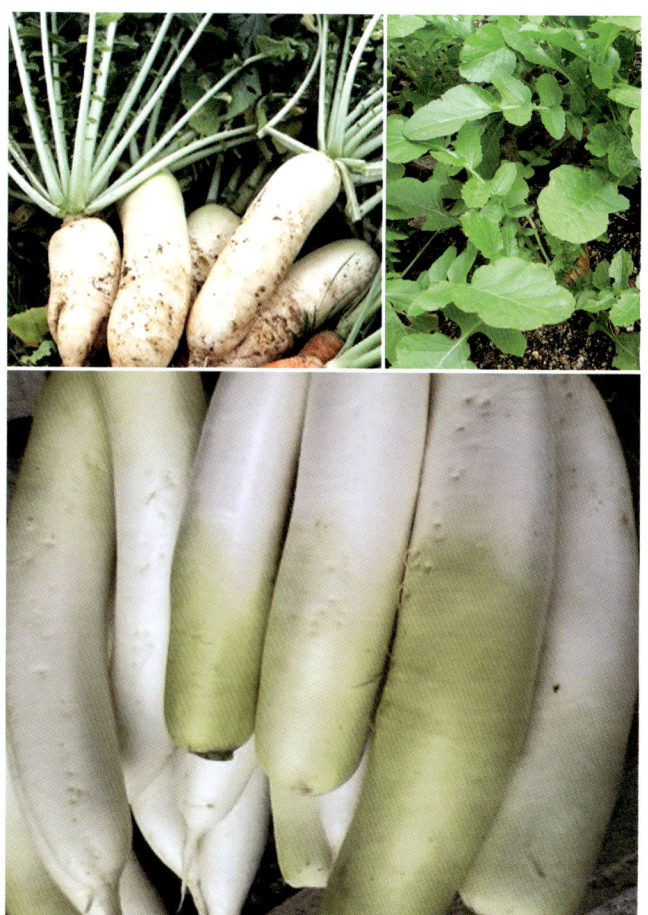

연근 주스

폐결핵, 각혈, 하혈

색깔이 선명한 것을 골라야 한다. 벤 자리가 검거나 구멍이 작은 것은 좋지 않고, 뿌리를 캐어 오래 둔 것도 좋지 않다. 연근의 주성분은 당질이고 대부분 녹말을 많이 함유하고 있다.
오래 전부터 연근생즙은 정력을 돕고, 폐병, 빈혈, 하혈, 각혈, 기침 등에 마시면 좋다. 또한 피로를 빨리 느끼는 사람, 스태미너 부족으로 걱정하는 사람, 신경통, 류머티즘에 매우 효과적이다.

- 연근을 깨끗이 씻어 적당히 썰어 사과와 벌꿀, 요구르트를 믹서에 넣고 갈아 주스를 만든다.
- 생즙을 아침 공복시에 한 컵 정도씩 매일 마신다.

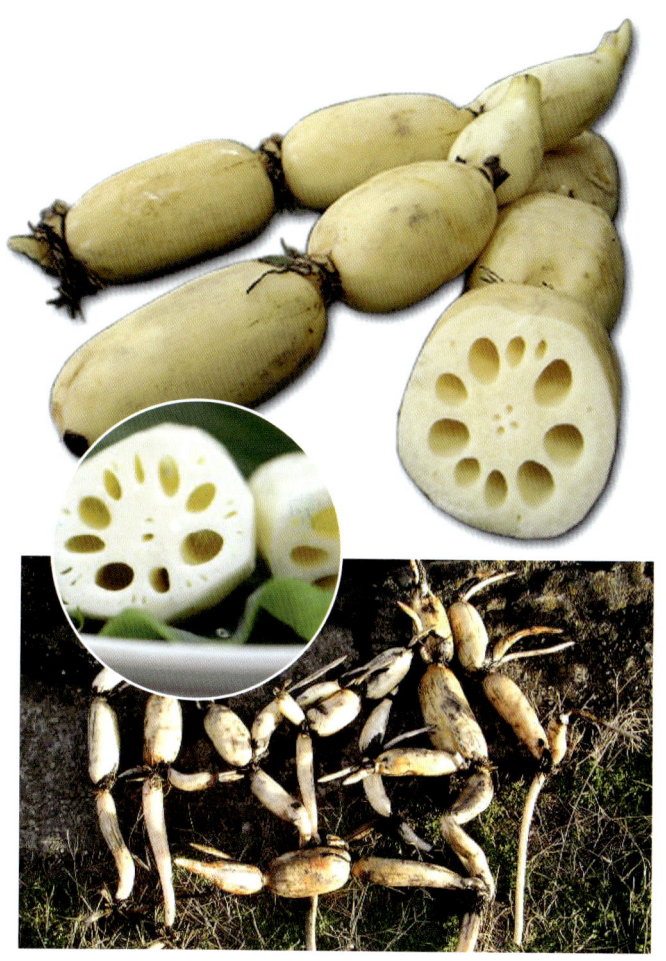

토마토 주스

동맥경화, 간기능강화

토마토에는 루틴이 들어 있어 혈관을 튼튼하게 하고 혈압을 내리게 하는 효과도 가지고 있다. 고기나 생선 등 기름기 있는 음식을 먹을 때 토마토를 곁들이면 위속에서의 소화를 촉진시키고 위의 부담을 가볍게 해준다.
토마토는 비타민A, B$_1$, B$_2$, C등을 골고루 갖추고 있어서 어떤 과일보다도 영양가가 풍부해서 생즙 중에서도 으뜸으로 꼽을 수가 있다. 토마토의 생즙이나 주스는 피를 맑게 하는 효과가 있으며 동맥경화와 간장병에도 매우 좋다. 또한 지방질이 많은 음식의 소화를 돕는 작용이 있으므로 육식이나 산성식품을 많이 먹는 사람은 필수적으로 먹어야 할 즙이다.

- 토마토를 통째로 우유나 요구르트와 섞어서 믹서에 넣고 갈아 주스를 만든다.
- 토마토 생즙은 시간이 지나면 성분이 분리되므로 만든 후 바로 마셔야 좋다.

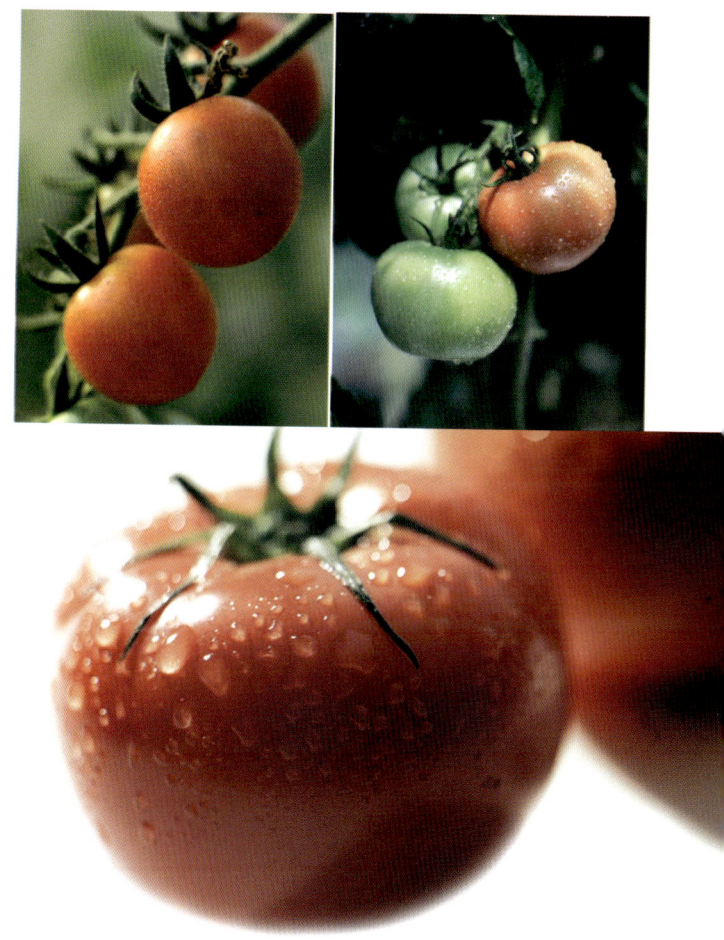

구기자 주스

강장제, 해열제

구기자는 특정한 병의 치료에 쓰이는 것이 아니라 오래도록 복용하면 인체자신이 가지고 있는 생리작용을 원활히 하며 오래 묵은 병의 자각증상을 모르는 사이에 잊게 되어 건강을 되찾는다는 것이다. 1년에 두 번, 즉 봄과 가을에 잎이 돋아나고 열매도 두 번 열리는 경우가 많은데 잘 익은 열매와 싱싱한 잎을 고른다.

열매에는 강장제로 쓰이는 베타인이 함유되어 있다. 열매만으로나, 잎만으로 만든 생즙과 그 효능은 크게 다를 것이 없으나 열매즙은 강장강정强壯强精에 많이 사용되고 잎의 즙은 시력을 좋게 하는데 주로 쓰이고 있다.

- **구기자즙** 만으로도 좋으나 **시금치, 당근, 사과, 벌꿀, 요구르트**를 섞어서 믹서에 갈아 주스를 만들면 좋다.
- 많이 마셔도 부작용은 없지만 아침 식전에 1컵식 마시는 것이 적당하다.

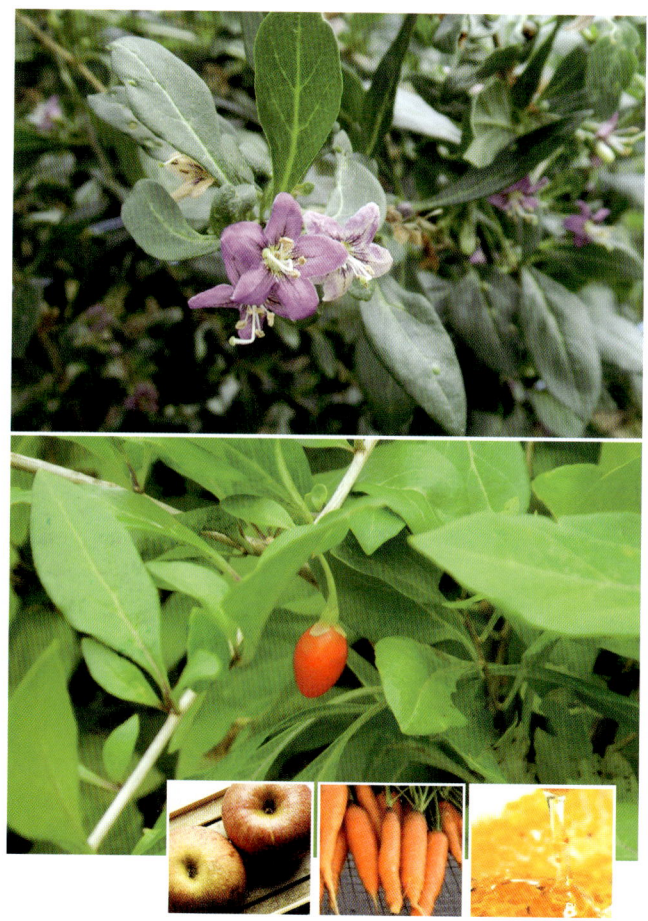

부추 주스

설사, 빈혈, 토혈

부추의 냄새는 유황화합물로 독특한 향미가 있는데 마늘과 비슷해서 강장효과가 있다. 특이한 냄새를 풍기는 것이 부추의 특징인데 장다리꽃대가 나오기 전의 싱싱한 것을 선택한다. 부추에는 단백질이 조금 들어 있고 비타민A, B, C가 비교적 많이 들어 있다. 이밖에 유황의 함량이 많으며 철분도 들어 있다. 부추의 생즙은 몸을 보온하는 데 으뜸이다. 따라서 냉병이 있는 사람이 마시면 기대 이상의 효과를 얻을 수 있으며 부인병, 기침, 설사 등에도 유효하다.

- 부추를 칼로 대충 썰어 요구르트를 섞어 믹서에 넣고 갈아 주스를 만든다. 샐러리, 양배추, 사과, 당근, 생강 등과 배합하면 더욱 효과적이다.
- 아침 식전에 1컵씩 마시면 좋고 우유나 요구르트를 혼합해서 마시면 효과적이다.

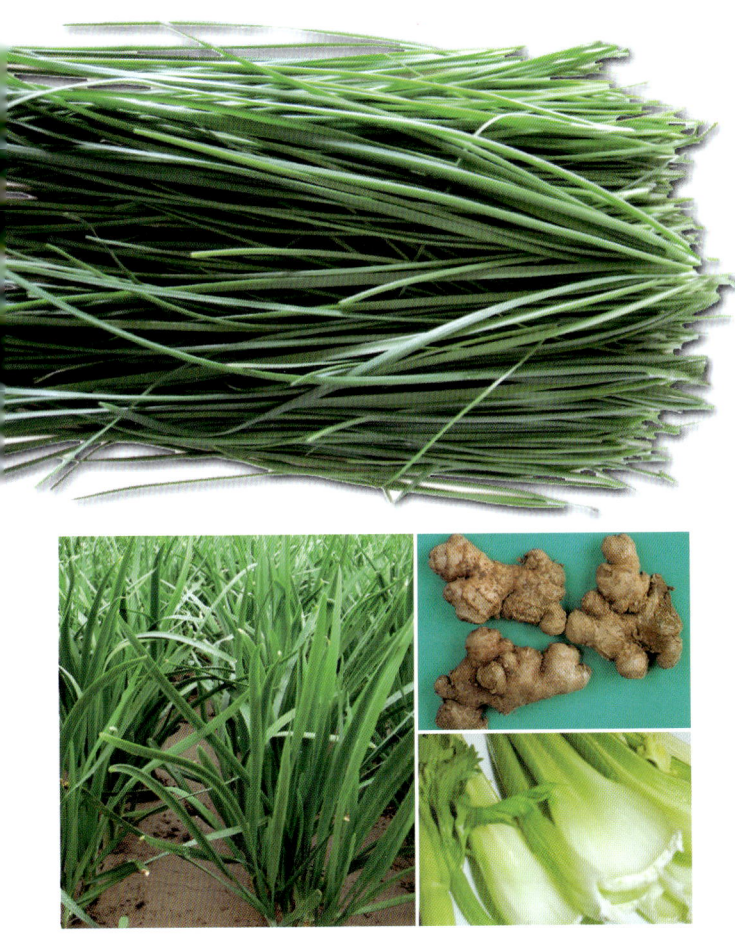

노야기 주스

신경통, 정신불안, 두통

잎이 원료로 쓰인다. 생즙용으로는 꽃이 피기 전의 잎이 좋다. 노야기에는 다량의 휘발성물질이 들어 있으며, 해열, 발한의 작용이 있으므로 감기에 걸린 사람이 먹으면 치료효과가 있다.

또 여름에 더위를 먹은 사람에게 좋으며 두통, 신경통, 정신불안, 각기병, 복통에 주효하다.

- 노기야 잎을 따서 물로 깨끗이 씻은 다음 요구르트를 섞어서 믹서에 넣고 갈아 주스를 만든다. 시금치, 양배추, 오이, 사과, 당근 등과 배합하면 효과적이다.
- 아침 식전에 1컵씩 마신다. 생주스로 그냥 먹기에 어려우니 당근, 사과와 벌꿀을 섞어서 마시면 훨씬 부드럽다.

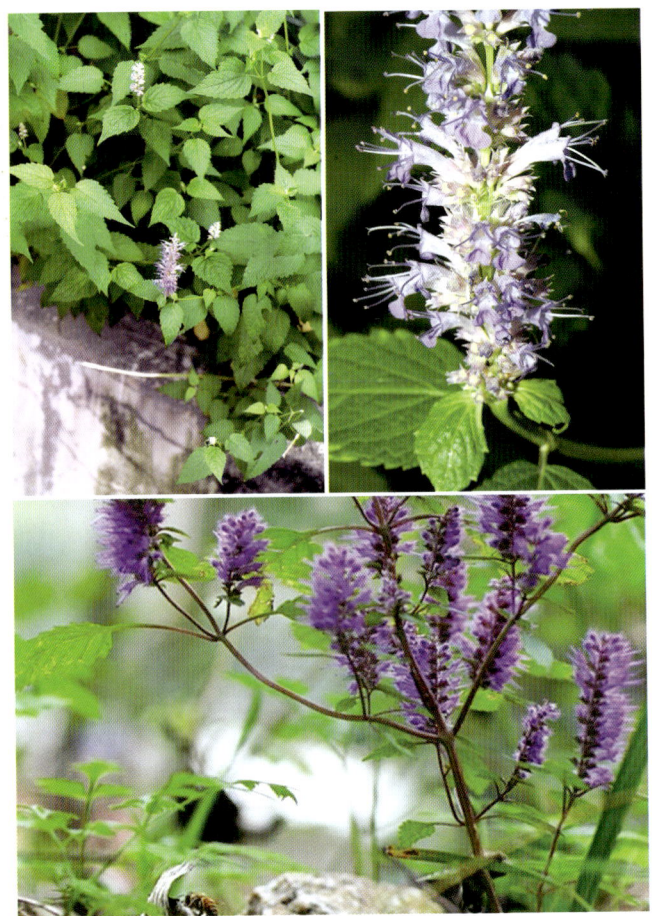

파 주스

신장병, 치루, 두통

파는 자율신경을 자극하여 심장의 운동을 높여 혈액순환을 늘리고 피부로의 혈류血流를 높인다.

어린 파는 피하고 맵지 않은 것으로 고른다. 모래땅에서 자란 파가 매운맛도 덜하며 맛도 좋다.

파에는 탄수화물이 가장 많고 그 다음은 단백질이 많다. 비타민은 B₂, C가 들어 있는데 파의 자극성분은 이류화물二硫化物의 유기화물로서 파 속에는 배당체配糖體의 모양으로 있던 것이 효소에 분해되어 생긴다.

- 파는 적당한 크기로 썰어 사과와 벌꿀, 요구르트를 섞어 믹서에 넣고 갈아 주스를 만든다. 시금치, 양배추, 당근 등과 배합하면 효과적이다.
- 파 100~150g, 당근 100~150g, 사과 150~200g, 벌꿀 1작은 술, 요구르트 적당량.

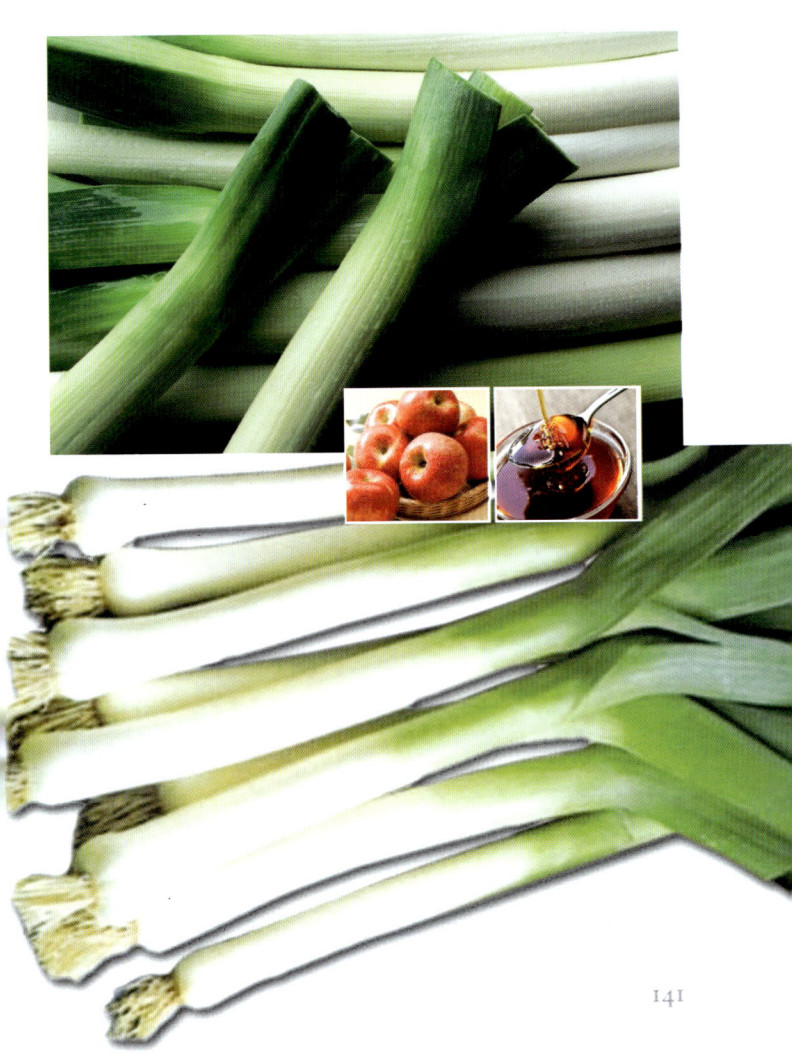

선인장 주스

늑막염, 기침, 천식

뿌리, 잎, 줄기 등 모든 부분을 사용할 수 있다. 선인장에는 여러 종류가 있으며 가시가 있는 것보다는 없는 것이 좋고 개화 전의 것이 좋다. 특히 가시가 없는 종류는 식용이 되고 있는데 널리 알려져 있지 않기 때문에 잘 모르고 있다.

선인장의 열매에는 당糖과 단백질이 들어있다. 선인장의 생즙은 늑막염에 특효가 있어서 이 즙으로 늑막염을 완치한 사례는 얼마든지 있다. 또한 백일해에도 좋으며 각기, 수종水腫에도 좋은데 민간요법에서는 감기나 기침에 많이 사용하고 있다.

- **가시가 있는 선인장**의 경우에는 가시를 모두 떼어내고 토막을 내어 **요구르트**와 섞어서 믹서에 넣고 갈아 주스를 만든다. **당근, 사과, 양배추** 등과 배합을 해서 먹으면 더욱 좋다.
- 선인장만일 때는 1회분을 약 300~400g 정도로 하고 사과 등과 배합할 때는 100~150g 정도가 적당량이다.

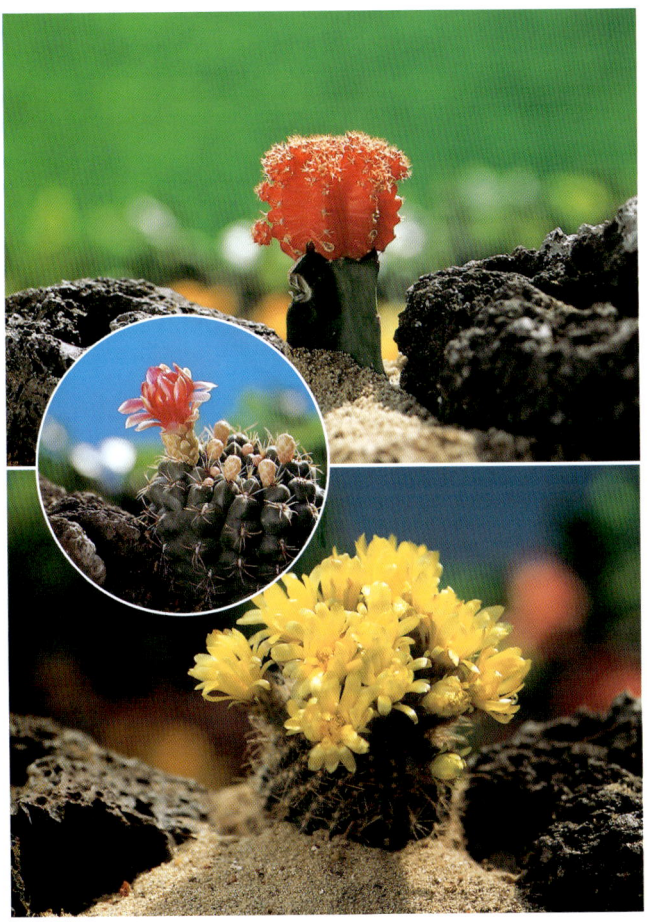

당근 주스

변비, 신경쇠약, 영양 미용식

비타민A가 동물의 간과 비교될 정도로 많이 들어있으므로 채소 중에서는 비타민A의 왕이라 할 수 있다.

당근의 붉거나 노란 색소는 카로틴인데 우리몸안에서 비타민A로 변하여 이용된다. 당근의 성분은 껍질부분에 많이 함유되어 있으므로 껍질째 쓰는 것이 좋다.

당근은 붉고 노란 색소인 카로틴이 함유되어 있는데 색깔이 짙은 당근에는 6~10mg이나 들어 있다. 키포틴은 우리 몸속에서 절대 비타민A라고 불리기도 한다.

당근생즙은 혈을 보하고 조혈造血의 효과가 있다. 식욕이 좋아지고 변비나 신경쇠약에 유효하고 여자의 미용식으로도 좋다.

- 당근을 깨끗이 씻어 적당히 썰어서 요구르트나 우유를 넣어 믹서에 넣고 갈아 주스를 만든다. 사과와 벌꿀, 우유를 배합하면 좋다.

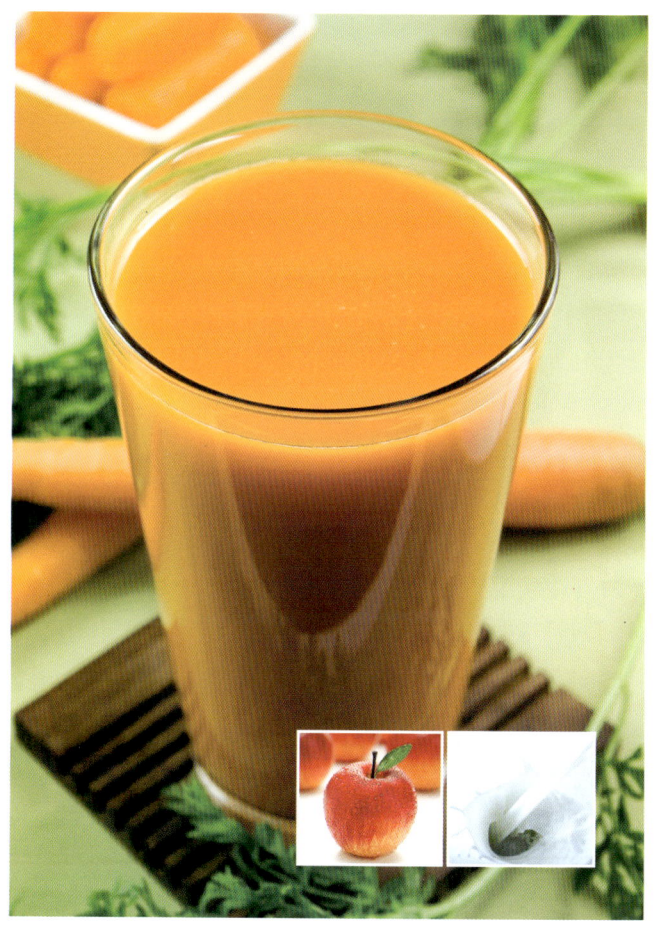

배추 주스

위장병, 변비

배추 속에 들어있는 칼슘은 뼈대를 만드는 데만 필요한 것이 아니라 산성을 중화시키는 능력을 가지고 있기 때문에 건강장수를 돕는 성분으로 알려져 있다. 침의 분비를 원활히 하고 창자 안에서의 소화를 도우며 내장의 열을 내리게 하는 작용이 있는 것으로 한방에서는 말하고 있다.

배추는 변비에도 좋다. 뿌리, 줄기, 잎을 사용한다. 생즙용으로는 신선한 푸른 겉잎이 영양가가 훨씬 높다.

배추생즙은 정신을 맑게 하고 갈증을 덜어 준다. 대소장을 원활하게 해주므로 변비에도 효과적이다.

배추의 단백질은 절반 이상이 비단백질이나 순단백질은 아미노산 구성으로 보아 우량한 편에 속한다.

- **배추잎**을 적당히 썰고 **벌꿀과 요구르트나 우유**를 믹서에 넣고 갈아 주스를 만든다. **당근, 사과**를 배합해서 아침 공복시에 한컵씩 마시면 좋다.

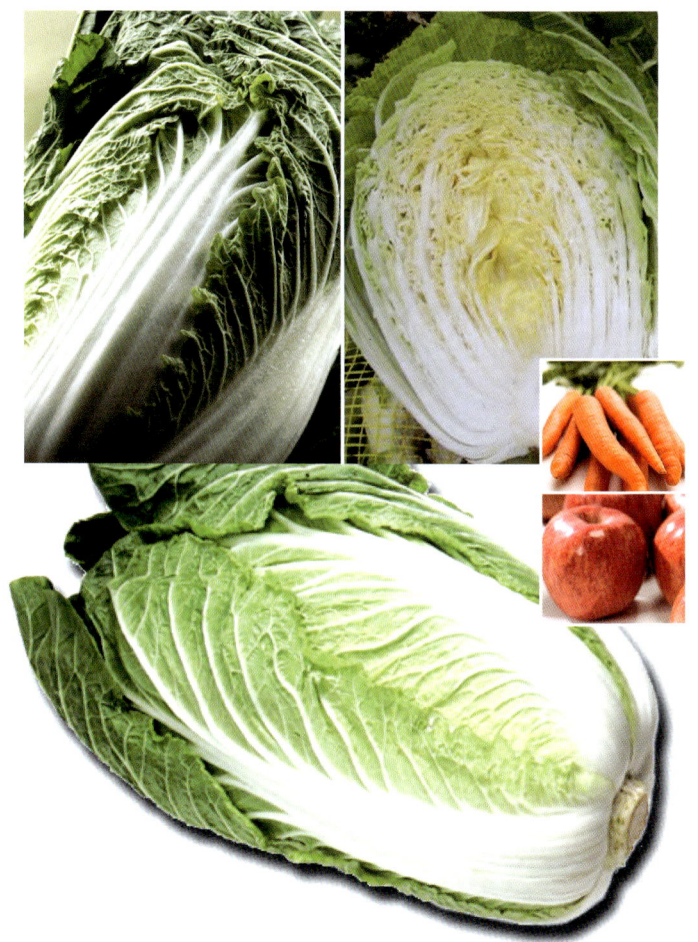

상추 주스

불면증, 신경과민, 빈혈증

상추는 뿌리, 줄기, 잎을 사용한다. 상치는 붉은 종을 고르고, 레티스는 짙은 푸른색으로 선별한다.

상추생즙은 뇌나 신경에 활력을 주어 흥분을 가라앉히고, 불면증이나 정신적으로 피로한 사람에게 효과가 있다. 또한 장기간 마시면 피를 맑게 하고, 빈혈, 냉증, 거치른 피부를 예방해 주는 효과도 있다.

상추와 레티스는 비타민 A, B_1, B_2, C 등이 함유되어 있고, 그 밖에 마그네슘, 인, 철, 칼슘 등의 미네랄도 풍부하다.

- 상추의 레티스 성분은 짙을 푸른색 겉잎에 많이 함유되어 있으므로, 겉잎을 사용하고 당근, 사과, 요구르트와 함께 믹서에 넣고 주스를 만든다.
- 생즙을 아침 공복시 한컵씩 마신다.

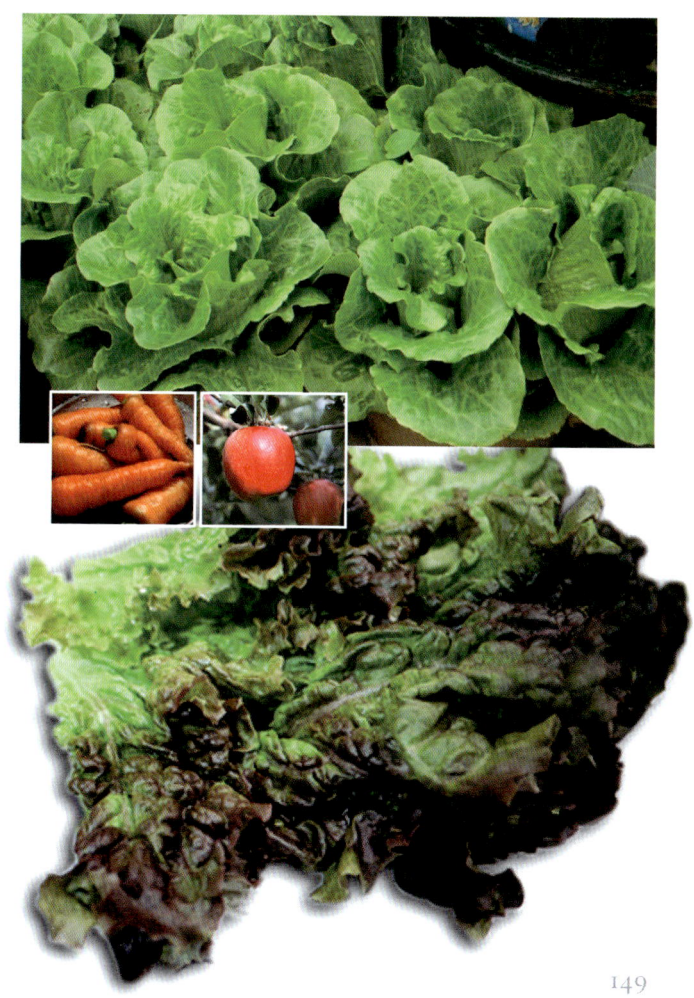

파슬리 주스

신장염, 방광결석

파슬리는 뿌리, 줄기, 잎을 사용한다. 파슬리는 푸른빛이 짙고 선명하며, 잎이 한군데로 뭉쳐있는 것을 선별한다. 파슬리는 향香과 신선함이 생명이다.

파슬리생즙은 빈혈인 사람에게 유효하다. 또한 장기간 복용하면 비타민A, C의 작용으로 주근깨, 기미 등을 없애고 거치른 피부에 효과적이다. 성분은 비타민A, B_1, B_2, C, 인, 칼슘, 철 등이 많이 함유되어 있어 영양가 높은 야채이다. 특히 비타민A와 칼슘이 풍부하고 차조기 다음으로 철분이 많다.

- 파슬리를 깨끗이 씻어 적당히 썰어 당근과 요구르트를 섞어 믹서에 넣고 갈아 주스를 만든다. 샐러리, 양배추, 사과 등을 혼합해서 마셔도 좋지만 너무 많이 마시면 안 된다.

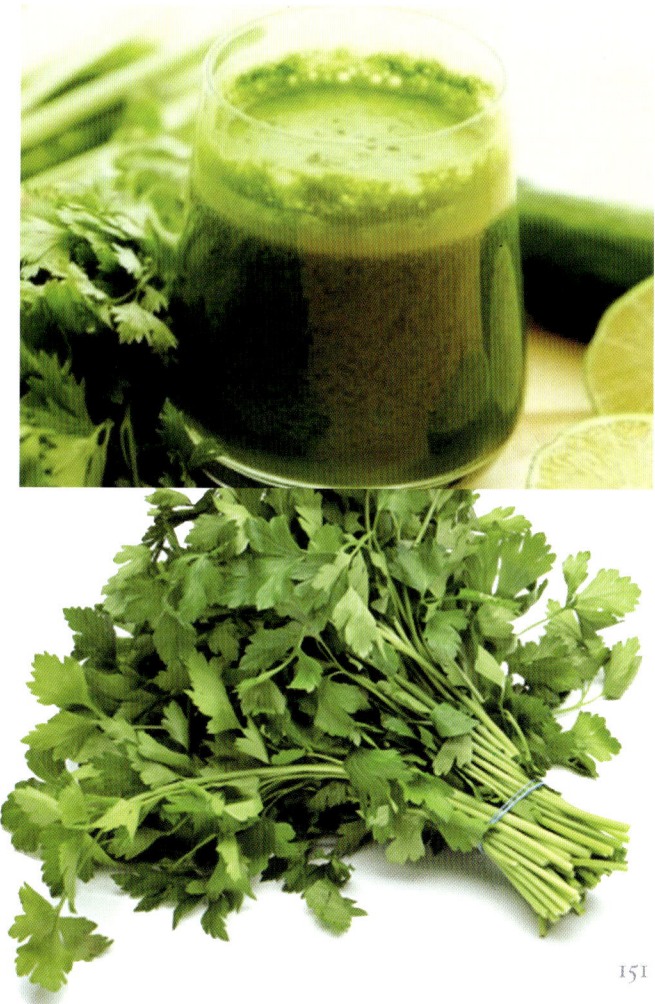

민들레 주스

위암, 식독제거

민들레는 혈액을 깨끗하게 해서 종기를 낫게 하고 변비증을 완화시키며 담즙 분비를 촉진하는 작용이 있다. 민들레 잎은 씀바귀 잎과 비슷하다 잎을 자르면 흰즙이 나온다.

생즙용은 4~5월의 것이 좋다. 꽃봉오리가 생기기 전에 채취한 것을 고른다.

생즙은 위암 치료에 많이 사용해 왔다. 그밖에 건위, 이뇨, 하열, 변비, 간장병 등 사용범위가 매우 많다.

성분은 마그네슘, 칼륨, 칼슘, 나트륨이 많이 함유되어 있다.

- 민들레를 깨끗이 씻어 당근, 사과, 요구르트와 섞어 믹서에 갈아 주스를 만든다. 생즙은 쓴맛이 강하므로 당근, 사과 등과 섞어서 마시는 것이다.
- 생즙을 아침 공복에 한 컵씩 마신다. 위궤양 치료의 목적으로 마실 때는 감자를 약간 넣어 갈아서 마셔도 좋다.

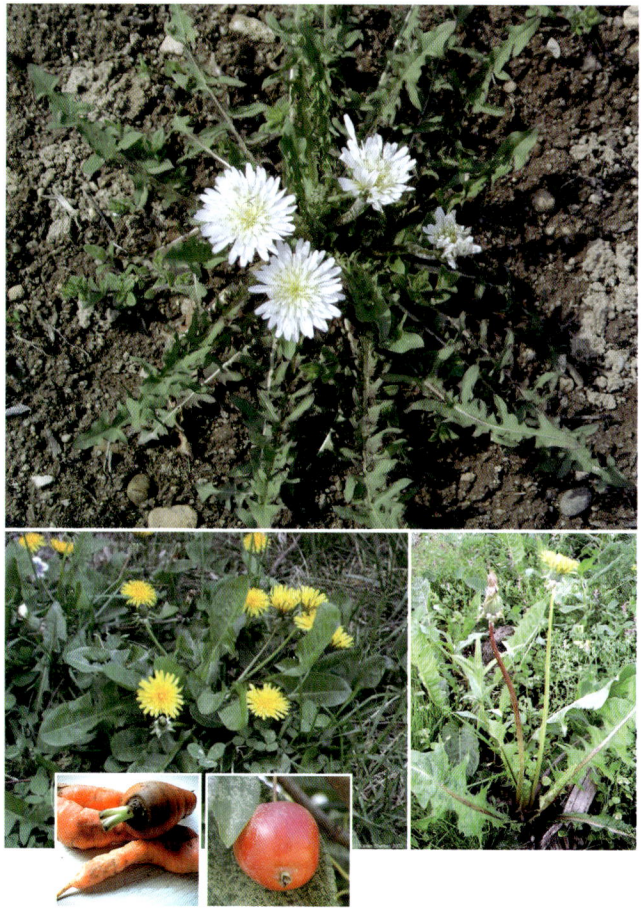

귤 주스

기침, 피로회복, 고혈압

귤은 피부와 점막을 튼튼하게 하는 작용이 있으며 겨울철 감기 예방의 효과가 인정되고 있다.

귤의 껍질에는 비타민C가 과육보다 4배 가량이나 더 들어있고 향기성분인 정유精油가 들어있는 것이 특색이다.

생즙용은 잘 익고 굵은 귤이 좋고, 신선한 것을 선별한다. 생즙용을 감자柑子나 유자柚子도 좋다.

생즙은 고혈압, 동맥경화 예방에 좋고, 각기병, 기침, 피로 회복에 좋은 것은 구연산이 함유되어 있기 때문이다. 여름에 귤 2개분의 생즙을 마시면 구연산 약 5g을 섭취한 것과 마찬가지다. 귤은 다량의 비타민C와 소량의 비타민A가 들어 있다.

- **귤껍질**을 3분의 1쯤 남기고 적당히 쪼개어 **당근과 요구르트**와 섞어 믹서에 갈아 주스를 만든다.
- **사과즙**을 절반가량 섞어 갈아 먹어도 좋고 아침 공복시 마신다.

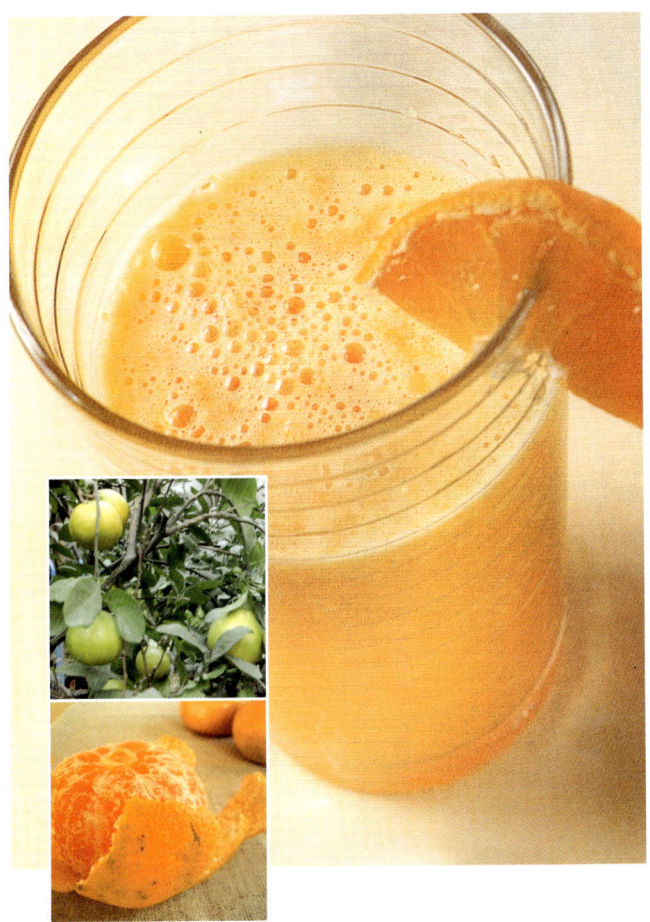

레몬주스

감기, 두통, 요도염

레몬은 신맛이 강하기 때문에 보통 귤처럼 먹는 것은 아니고 칵테일이나 주스 또는 얇게 썰어서 생선튀김 등의 양요리에 곁들이는 데 사용된다.

신맛은 주로 7%나 들어있는 구연산 때문이며 비타민C는 상당히 많은 양을 가지고 있어 과일의 왕격이라 하겠다.

레몬즙은 여자의 미용음료로 적합하다. 장기간 마시면 안색이 좋아지고 피부가 윤택해진다. 또한 감기, 두통, 요도염에도 효과적이다. 레몬의 성분은 비타민E의 함량이 대부분이다. 과즙으로 구연산, 레몬수를 만들어 각종 음료수, 요리식품의 향미료香味料로 쓰이며, 화장품의 향료로도 많이 사용된다.

- 레몬을 적당히 썰어 씨를 빼고 당근, 요구르트를 섞어 믹서에 넣고 간다. 신맛이 강하므로 오이즙이나 사과즙을 절반가량 합하여 마시면 좋다.
- 생즙을 아침 공복시 한 컵씩 마신다.

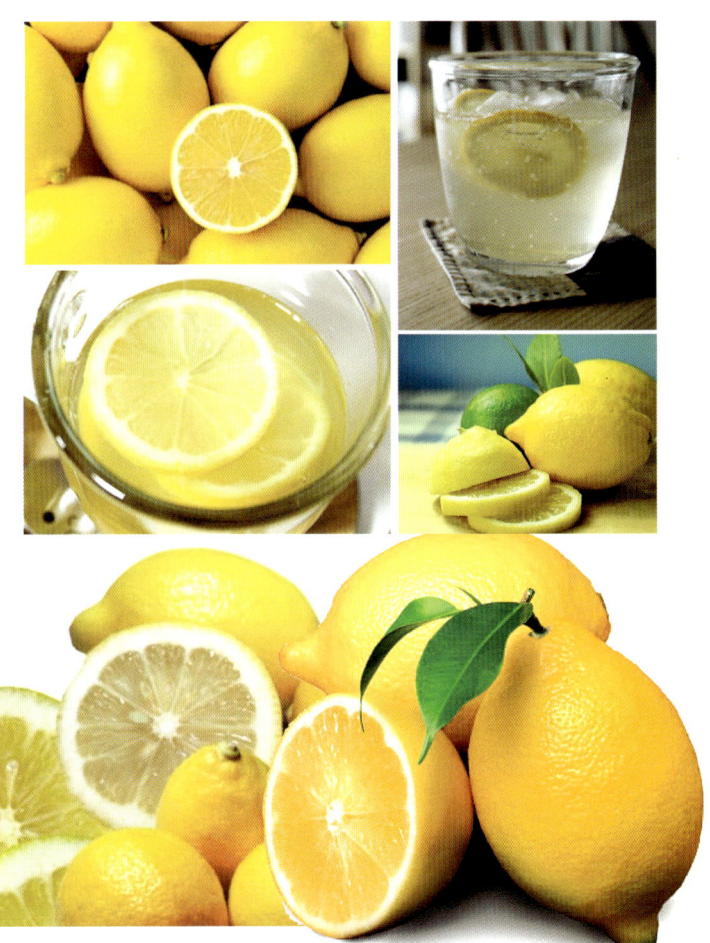

배 주스

중풍, 빈혈, 백일해

배는 수분이 많아 식후에 먹으면 산뜻하고 특히 소화를 돕는다. 비만증인 사람에게 배가 좋고, 기침을 멈추게 하는 효과도 있다. 배는 고기를 먹을 때 곁들이면 소화를 돕는다.

또 많이 먹으면 속이 냉하므로 비만증인 사람에게는 좋으나 임산부는 되도록 금한다. 배에는 여러 품종이 있으므로 되도록 껍질이 얇고 단맛이 많은 것을 선별한다.

생즙은 소화를 촉진시키는 효과가 있다. 기침, 천식, 번열, 백일해, 소갈 등에 마시면 매우 효과적이다. 배에는 과당, 자당, 사과산을 주로 한 주석산酒石酸, 구연산, 효소 등의 성분이 포함되어 있으며 비타민B, C등이 함유되어 있다.

- 배를 껍질을 벗기고 속의 씨를 빼낸 후, 적당히 썰어서 요구르트를 섞어 믹서기에 넣고 갈아 주스를 만든다.
- 생즙을 아침 공복시 한 컵씩 마신다. 사과를 약간 섞어서 갈아 마시면 좋다.

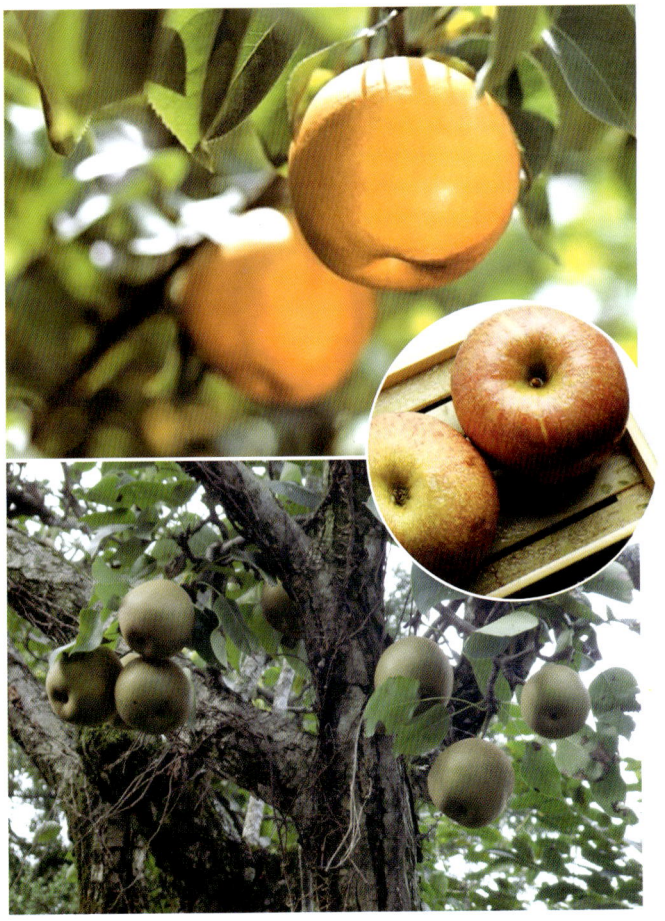

모과 주스

복통, 기침, 토사

모과에 단맛을 주는 과당은 다른 당보다도 혈당血糖의 상승을 막아주는 효과가 있다. 체내의 당분흡수를 더디게 할 뿐만 아니라 이미 흡수된 당분을 빨리 소비시키기 때문이다.
모과는 음식물의 소화를 도우며 설사 뒤에 오는 갈증을 멎게 해주는 효능이 있으며 폐를 튼튼하게 하고 위를 편하게 하여주는 것으로 알려져 있다. 생즙용은 가을이 되면 쉽게 구입할 수 있으며 잘 익을 것을 선별한다.
생즙은 각기병에 효과가 있다. 또한 복통, 기침, 토사吐瀉 등에도 좋다. 모과의 떫은 맛은 탄닌 성분때문이며, 이 성분은 피부를 수축시키는 작용이 있으므로 설사를 할 때 유효하다.

- 모과와 당근, 요구르트를 섞어서 믹서에 넣고 갈아 주스를 만든다. 사과즙과 절반씩 섞어서 아침 공복에 마셔도 좋다.

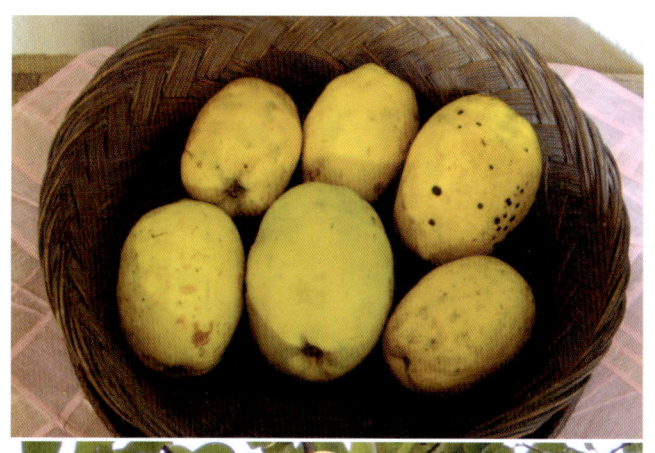
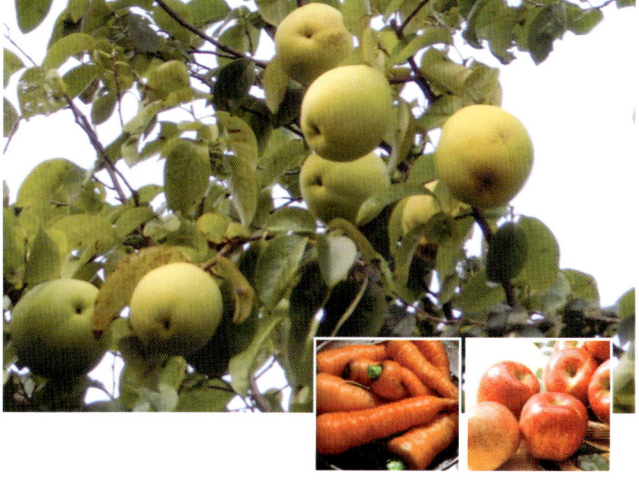

솔잎 주스

정력증강, 고혈압, 심장강화

솔잎은 가을철 것이 약효가 좋은데 솔잎 속에 들어있는 송진이 가을에는 적기 때문이다. 생즙은 고혈압에 좋다. 장기간 마시면 혈압이 정상으로 유지되고 심장의 기능도 강화된다. 또한 피를 맑게 해준다.

알칼리성의 강한 솔잎은 산성으로 기울어지는 병자의 체액을 중화中和 또는 정화淨化하여, 그 결과 병의 자연치유自然治癒의 힘이 발휘되어 건강이 빨리 회복된다. 특히 레몬과 섞으면 레몬에 들어 있는 헤스페티진비타민P의 일종의 영향으로 혈관벽이 단단해진다. 솔잎주스를 만들 때 물에 비해 레몬이 너무 많으면 산으로 인해 위장장해를 일으킬 수 있으므로 주의한다.

- 솔잎과 벌꿀, 요구르트와 섞어서 믹서에 넣고 갈아 주스를 만든다. 사과, 당근을 배합하면 효과적이다.
- 생즙을 아침 공복시 한 컵씩 마신다. 솔냄새가 강할 경우에는 여러가지 혼합해서 마시면 효과적이다.

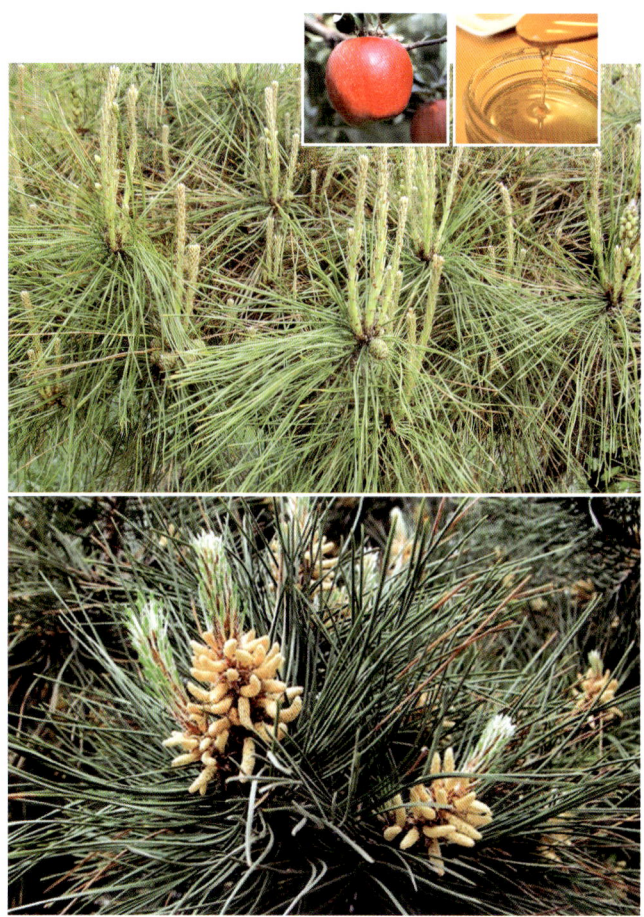

163

도라지 주스

기침, 가담제

도라지는 우리나라, 일본, 중국 등지에서 분포되어 있으며 식용 약용으로 널리 쓰인다.

도라지의 성분은 단백질 · 지방 · 탄수화물 · 칼슘 · 인 · 철분과 비타민A, B, B$_2$, C, 나이아신 등이 함유되어 있다.

도라지는 호흡기 질환에 좋으며 특히 기침을 멈추게 하고 거담제의 효과가 크다.

- **도라지 뿌리에 율무가루와 요구르트**를 적당량 섞어서 믹서에 갈아 주스를 만든다.

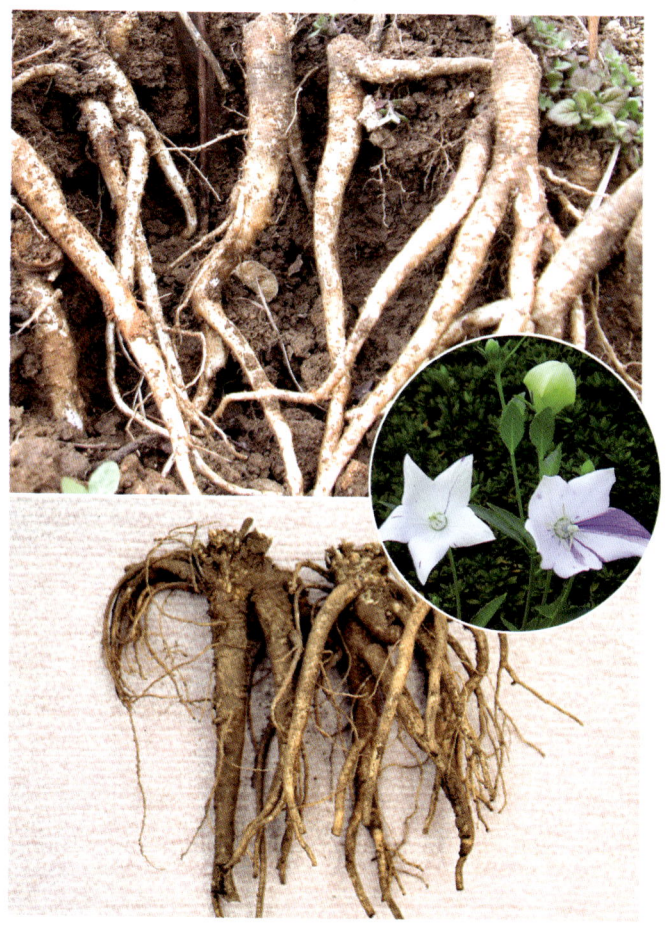

다시마 주스

건강한 머릿결

채식부족의 식생활들은 현대인의 체질을 산성체질로 만들게 된다. 산성 체질은 고혈압이나 당뇨병 등 현대병을 유발시키는데, 다시마는 좋은 알칼리성 식품이므로 많은 의학자들이 적극 권장하는 식품이다.

또한 모근의 발육에 효과적인 주스이다. 윤기가 나는 머리털을 유지하기 위해서나, 머리털이 상하기 쉬운 여름에는 불가결한 것이다. 특히 머리털이 상하기 쉬운 분은 계속적으로 마시면 효과적이다.

다시마에는 갑상선 호르몬을 자극하는 성분이 있다. 갑상선 호르몬은 머리카락이나 눈썹 등에 큰 영향을 미치므로 머리의 윤기를 살리기 위해서는 다시마가 좋은 역할을 한다.

- 다시마와 밀감, 벌꿀과 요구르트를 섞어서 믹서에 갈아 주스를 만든다.
- 여름 밀감 1/2개, 다시마 5cm, 벌꿀 1작은술, 요구르트 적당량

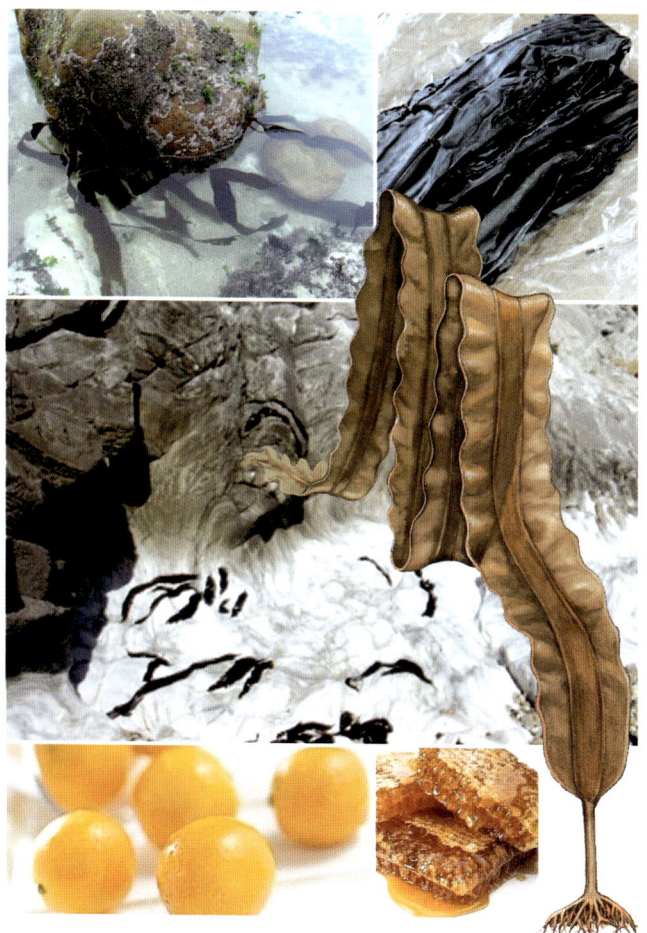

167

표고버섯 주스

소화불량, 고혈압, 신장병

표고버섯의 영양학적 가치와 약효가 본격 연구되기 시작한 것은 대략 20년 전부터다. 연구결과 비만, 고혈압, 당뇨병, 동맥경화 등 성인병을 예방하고 암세포의 증식을 억제하는 작용이 있다는 사실이 속속 밝혀졌다.

영양학적으로 살펴보면 날것 100g당 에너지는 261Kcal, 수분 11, 단백질 17, 지질 1.7, 당질 58, 섬유소 6.7, 회분 4.8g 등의 영양소가 함유되어 있다. 표고버섯의 머리에 해당하는 삿갓에는 자외선을 쬐면 비타민으로 변하는 에르고스테롤이 많이 들어 있다. 위와 장의 기능을 도와주고 기운의 순환을 촉진하기 때문에 손발이 저리고 힘이 없거나 무릎이 시릴 때도 좋은 건강식품이다.

- 표고버섯을 요구르트와 벌꿀을 함께 섞어 믹서에 갈아 주스를 만든다.
- 말린 표고버섯 3장, 벌꿀 작은술 1개, 요구르트 적당량

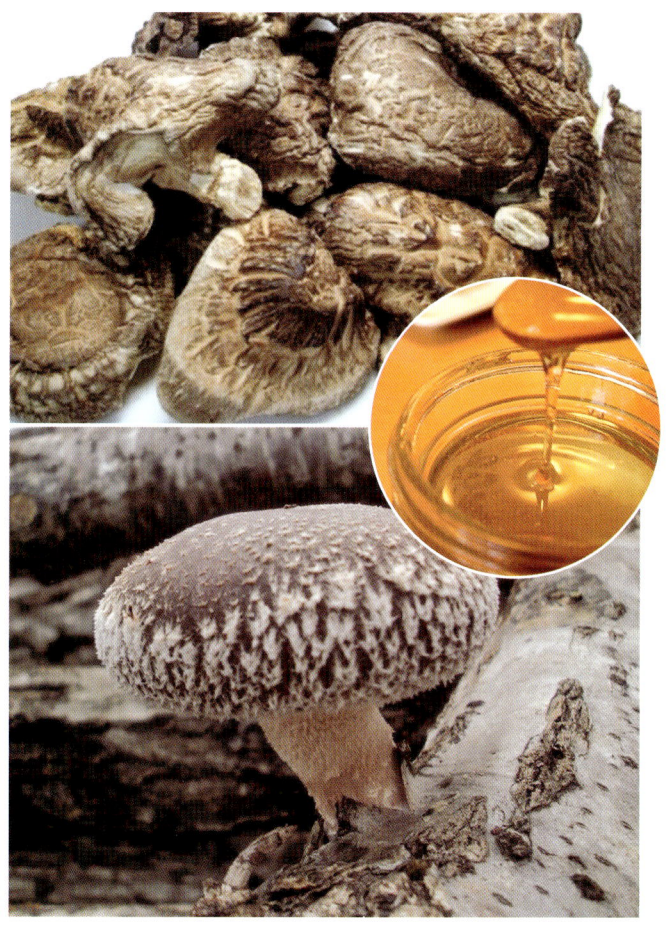

케일주스

고혈압, 위장병, 성인병

케일이란 다른 채소들처럼 봄에 파종하여 일년내내 잎을 채취하는 양배추와 비슷한 채소이다.

번성도 잘돼서 4포기 정도면 한사람이 일년 내내 먹을 수 있는 양이 된다. 엽록소와 무기질미네랄이 풍부하고 칼슘은 우유의 3배 이상, 사과, 토마토, 바나나, 양배추 등의 49 ~ 65배나 들어 있다.

이런 성분은 체내에 들어가서 조혈 및 빈혈을 치료하고 해독작용을 하기 때문에 고혈압 · 위장병 등의 성인병을 치료한다.

원래 케일은 열대지방의 식물이다. 하지만 현재 우리나라에서도 전역에 재배될 수 있는 가능성이 있으며 재배된 케일의 체장은 1~2m에 이른다.

- **케일과 당근 요구르트**를 넣어 믹서에 갈아 주스를 만든다.
- 케일 20g, 당근 15g, 요구르트 적당량

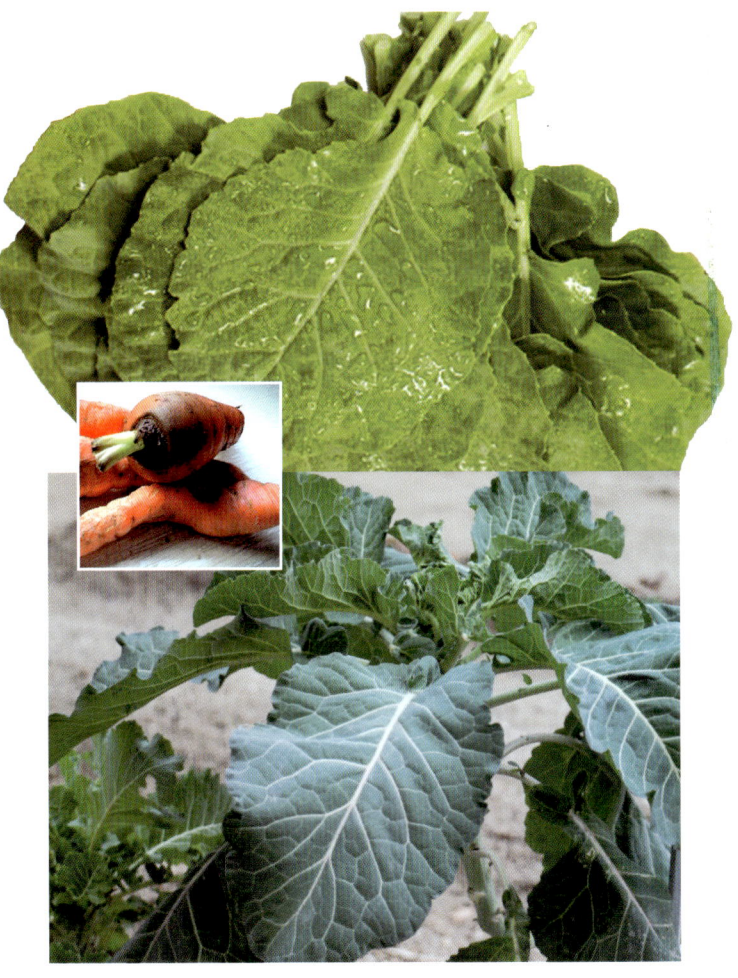

양파 주스

동맥경화, 대머리 예방

양파의 성분은 유화알린이라는 성분 외에 알리신과 비타민A, B₁, B₂, C, 그리고 이눌린 등이 있다. 알리신은 장에서 비타민B₁과 결합하여 알지아민으로 되어 비타민B₁의 소화흡수를 돕는다.

양파의 성분 중 비타민A와 B1은 영양학적으로 중요한 성분이기도 하지만 비타민A는 정자의 생성에 필요하고 비타민은 부교감신경의 기능을 왕성하게 하여 성 활동에 직접 관여한다는 사실이 밝혀져 양파가 정력 강장제임이 입증되었다.

또한 모세혈관을 튼튼하게 보호하여 피의 흐름을 좋게 할 뿐 아니라 고혈압이나 동맥경화증의 예방과 치료에 도움을 주며 콩팥의 기능을 증진시켜 준다.

- 양파와 양배추, 사과를 넣어 믹서에 갈아 주스를 만든다.
- 양파 1/2개, 양배추 약간, 사과 1/2개, 소금, 식초 적당량

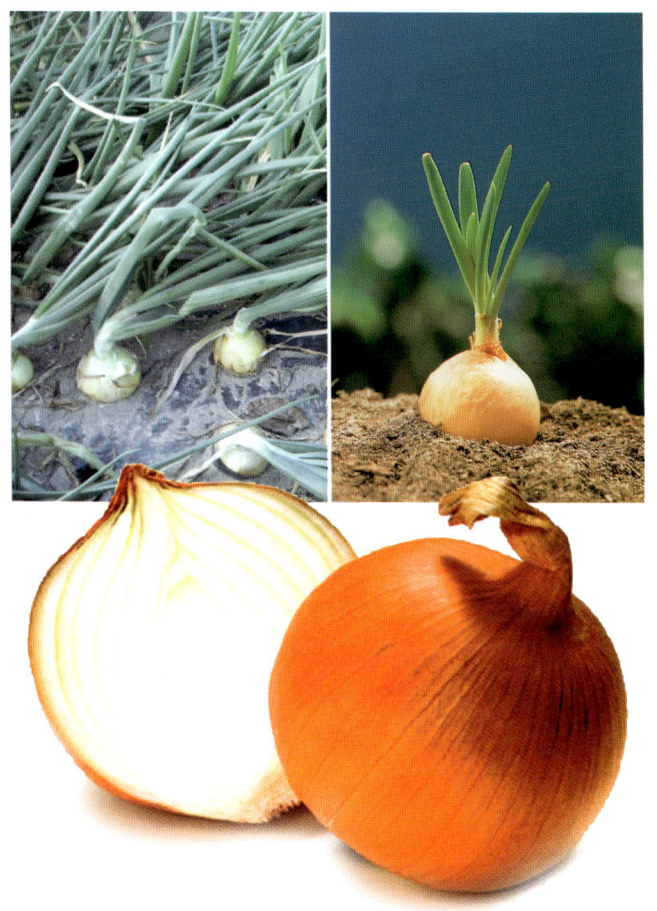

인삼 주스

암, 스트레스, 혈압 조절

인삼은 강정強精 작용과 피로와 스트레스를 방지하는데 효능을 발휘한다. 인삼의 피로방지 효능은 인삼이 중추신경계통의 기능을 조성하여 준다는 결론이다. 그리고 인삼은 스트레스를 해소하고 남성불임을 조성하여주며 사선을 막아준다는 사실로 류마치스, 암, 빈혈 등에도 효능이 크다.

그리고 인삼은 높은 혈압을 낮추어주고 낮은 혈압은 적당히 높여주는 혈압조절작용을 한다. 인삼의 주성분은 대체로 배당체 휘발성 원소, 무기성 원소, 지방질 등 4가지로 구분 된다.

그밖에 인삼에서는 아밀라제, 카보닉안하이드라제, 비타민B, 망간, 코발트, 철, 마그네슘, 칼륨, 칼슘, 인, 올레인산, 스테아린산, 테르펜, 스테롤, 글리코사이드, 사포닌, 파나퀴론 같은 효소酵素도 검출되었다.

- 인삼, 벌꿀, 요구르트나 우유 적당량를 넣고 믹서에 갈아서 주스를 만든다.

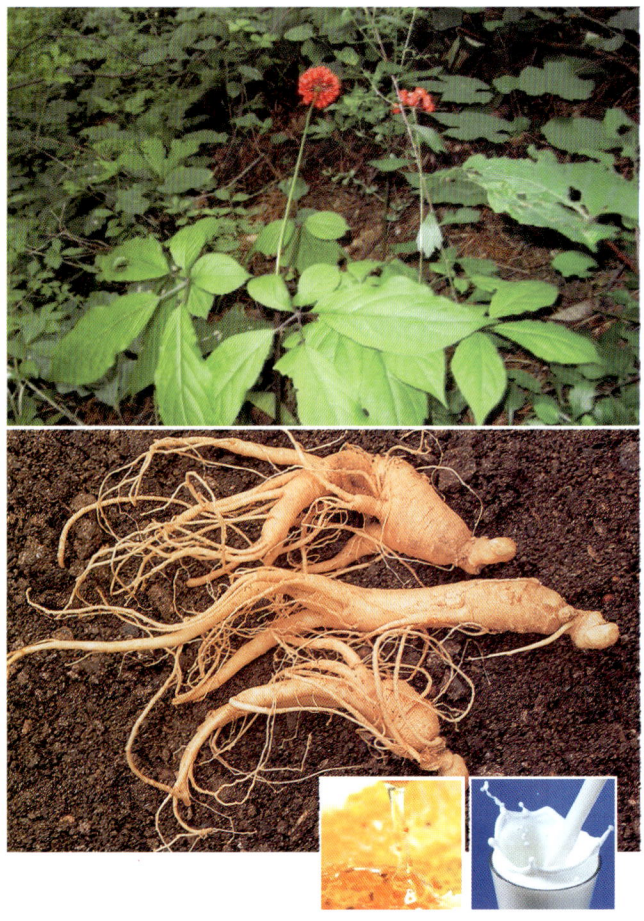

평지 · 파슬리 주스

피부 활력소

카로틴, 비타민B$_1$, B$_2$, C이 풍부하므로, 피부에 생기가 돌게 한다. 평지 대신에 양상치를 사용해도 좋다. 미용 주스로 계속 마시면 피부에도 좋은 효과가 있다.

- **평지, 파슬리, 사과, 레몬, 요구르트**를 믹서에 넣어 갈아 주스를 만든다.
- 평지 100g, 파슬리 50g, 사과 중 1/2개, 레몬 1/2, 요구르트 적당량

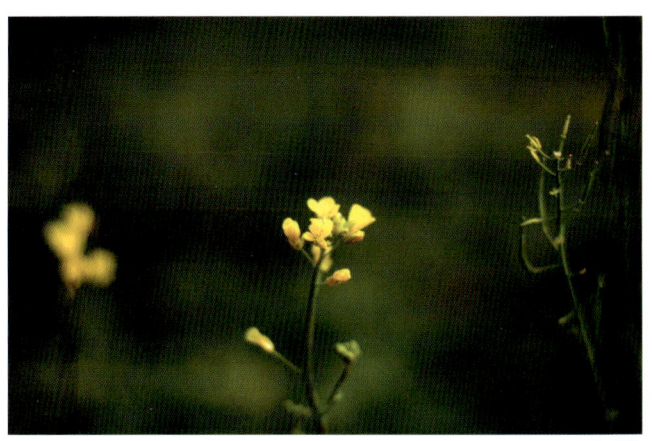
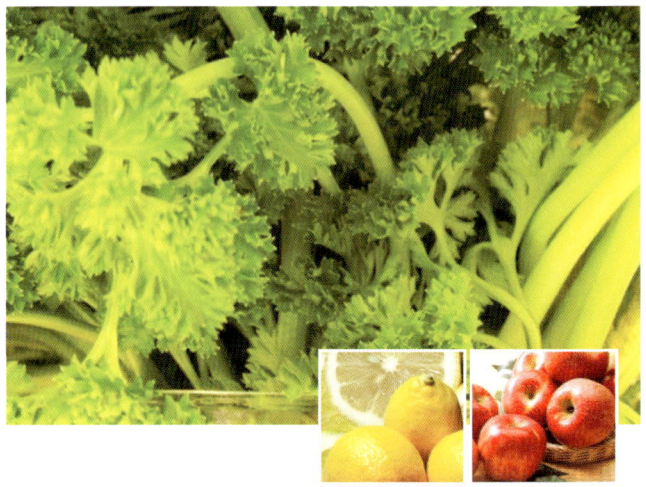

당근 · 파슬리 주스

스트레스 해소

우리들의 몸에 부족하기 쉬운 영양분이 모두 함유되어 있다.
현대병이라고 말하여지는 스트레스, 초조함을 진정시키는데 효과적이다. 평소 정신노동을 할 때 좋은 주스이다.

- 당근, 파슬리, 샐러리, 시금치, 요구르트를 넣고 주스를 만든 다음 레몬즙을 넣어 마신다.
- 당근 중 2/3개, 파슬리 50g, 샐러리 50g, 시금치 50g, 레몬 1/6개, 요구르트 적당량

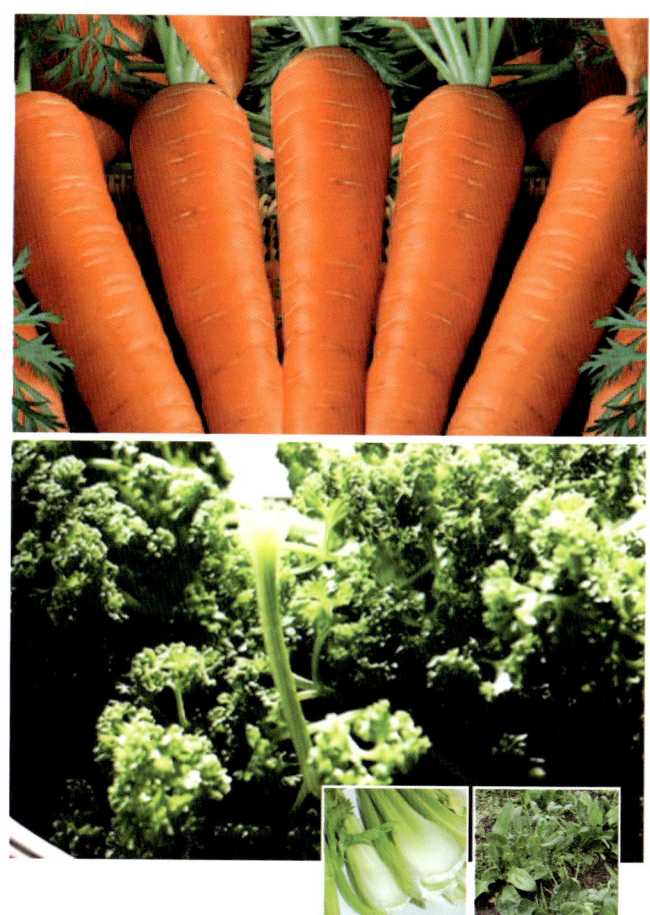

꽃양배추 주스

고혈압, 피로회복

카로틴이나 비타민C가 많이 함유된 주스이므로 병에 대한 저항력을 높이고, 계속해서 마시면, 허약 체질의 개선을 할 수 있다. 그 외에 고혈압인 분이나 불면증일 때도 효과적이다.

- 꽃 양배추, 당근, 요구르트를 믹서에 넣어, 주스를 만든 후, 레몬즙을 넣어 마신다.
- 꽃 양배추꽃·잎 150g, 당근중 1개, 레몬 1/2개, 요구르트 적당량

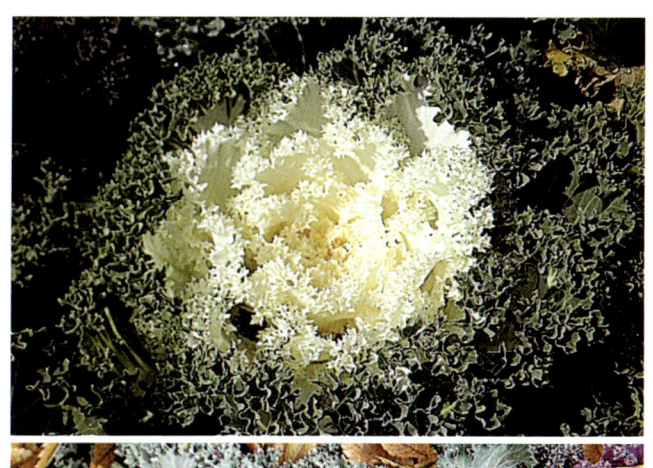
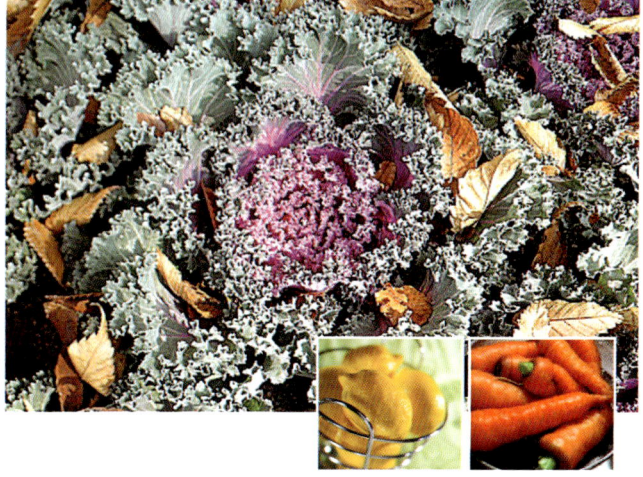

평지·당근 주스

눈의 피로

눈이 피로하기 쉬운 분에게 특히 효과가 있는 주스이다. 칼슘이 풍부하게 함유되어 있으므로, 임산부는 계속해서 마시면 좋다. 작은 물고기 등과 같은 칼슘을 취할 기회가 없는 사람은 칼슘의 효과를 얻을 수 있다.

- 평지, 당근, 파슬리, 사과, 요구르트를 믹서에 넣어 주스로 만든 후 레몬즙을 넣어 마신다.
- 평지 100g, 당근중 1개, 파슬리 30g, 사과중 1/2개, 레몬 1/8개, 요구르트적당량

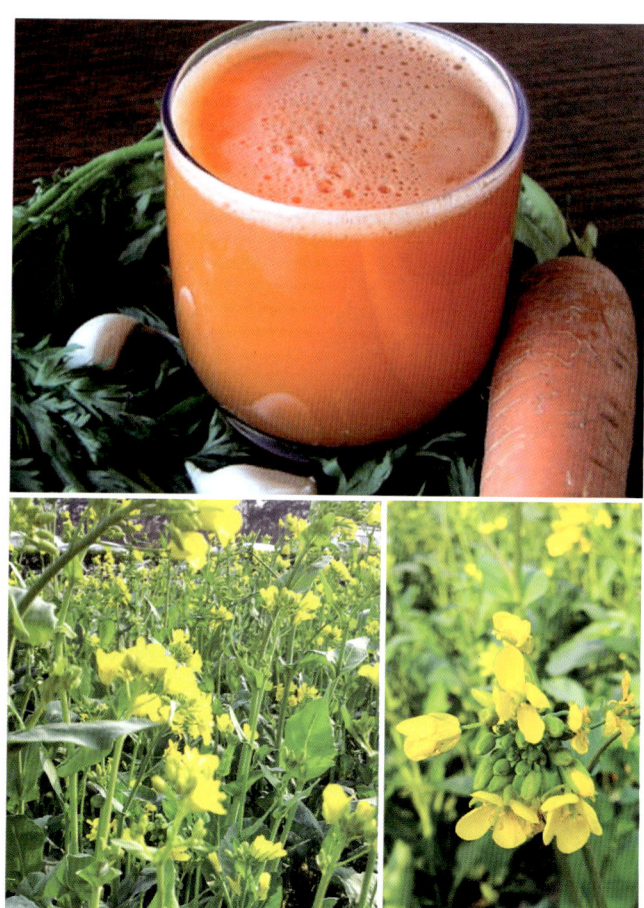

콩가루 드링크 주스

정신불안, 초조

소화 흡수가 좋으며 초조함을 진정시키는데 좋을 음료이다. 특히 신경을 쓰는 일로 머리가 피로하는 사람이나, 위가 약할 때 효과적이다.
또, 평소 고기나 생선 등의 동물성 단백질을 지나치게 많이 섭취할 때 계속 마시면 효과적이다.

- **볶은 콩, 벌꿀, 요구르트**를 믹서에 넣고 갈아서 주스를 만든다.
- 볶은 콩 3큰술, 벌꿀 1큰술, 요구르트 적당량

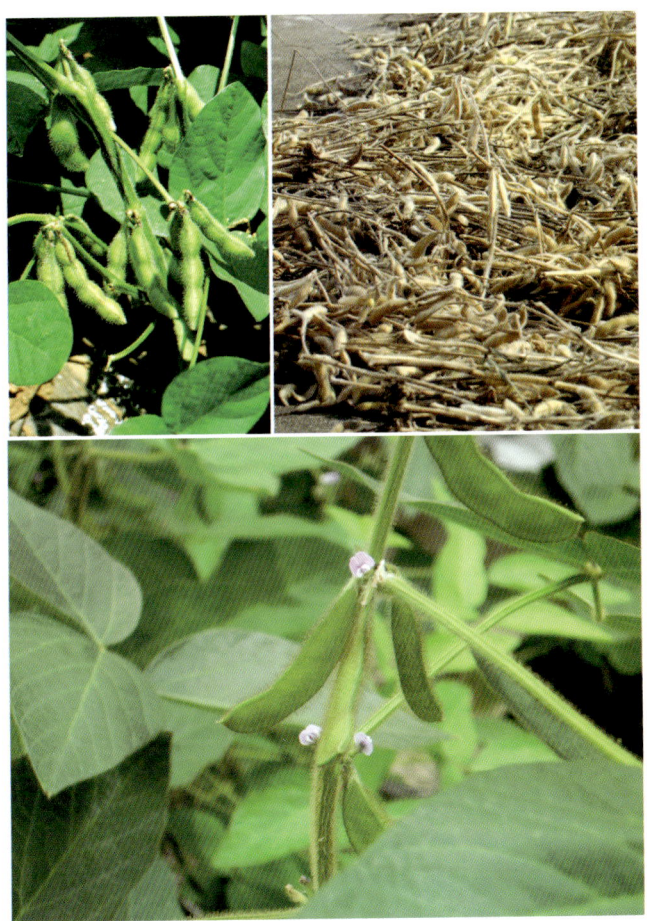

파슬리 · 밀감 주스

니코친(담배) 해독

카로틴, 비타민P, C가 풍부하게 함유되어 있으므로 혈관을 튼튼하게 한다. 담배를 피우거나 감기를 잘 드는 사람에게 효과적이다. 여름밀감에 한하지 않고, 다른 감 종류를 이용해도 좋다.

- 밀감은 껍질을 벗기고, 파슬리, 사과, 양배추, 요구르트를 합쳐서 믹서에 넣어 갈아 주스를 만든다.
- 파슬리 30g, 밀감 작은 것 1개, 사과중 1/4개, 양배추 50, 요구르트 적당량

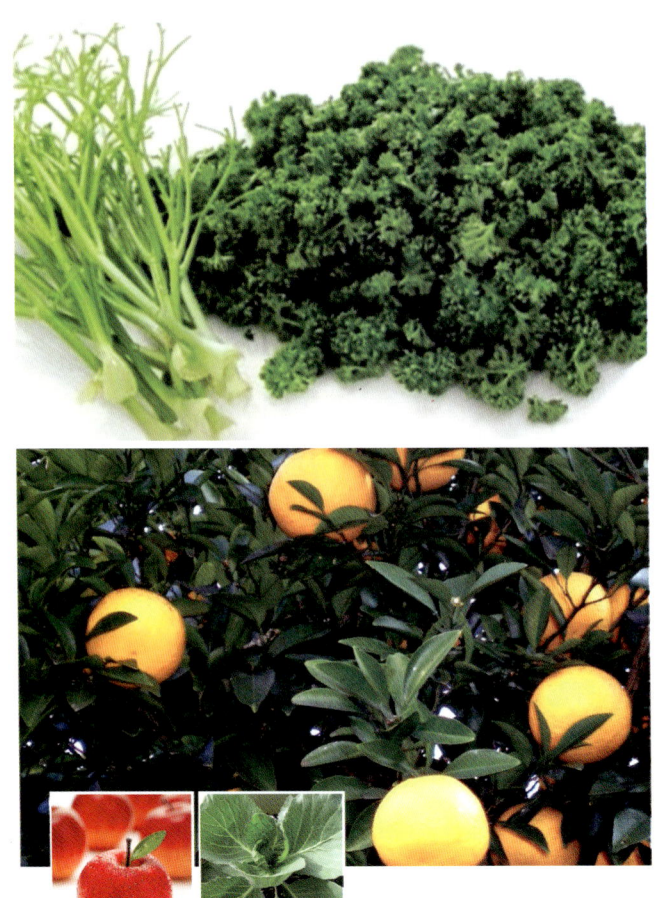

양배추 · 샐러리 주스

성인병

카로틴, 비타민B₁, B₂, C의 영양소가 풍부하다.
바나나의 단맛과 걸쭉함이 양배추의 풋내를 부드럽게 하여, 매우 마시기 쉽다.
야채 싫어하는 체질에도 마시기가 좋다. 영양소는 카로틴, 비타민B₁, B₂, C, 칼슘, 포도당 등이 있다.

- 양배추나 양상추를 뭉치고, 피망은 씨를 빼고 주서에 넣는다.
- 바나나, 피망, 샐러리, 양배추, 시금치, 레터스, 요구르트를 넣고 갈아 주스를 만든다.
- 양배추 100g, 샐러리 50g, 바나나 중 정도의 크기 1개, 피망 중 정도의 크기 1개, 레터스 100g, 요구르트 적당량

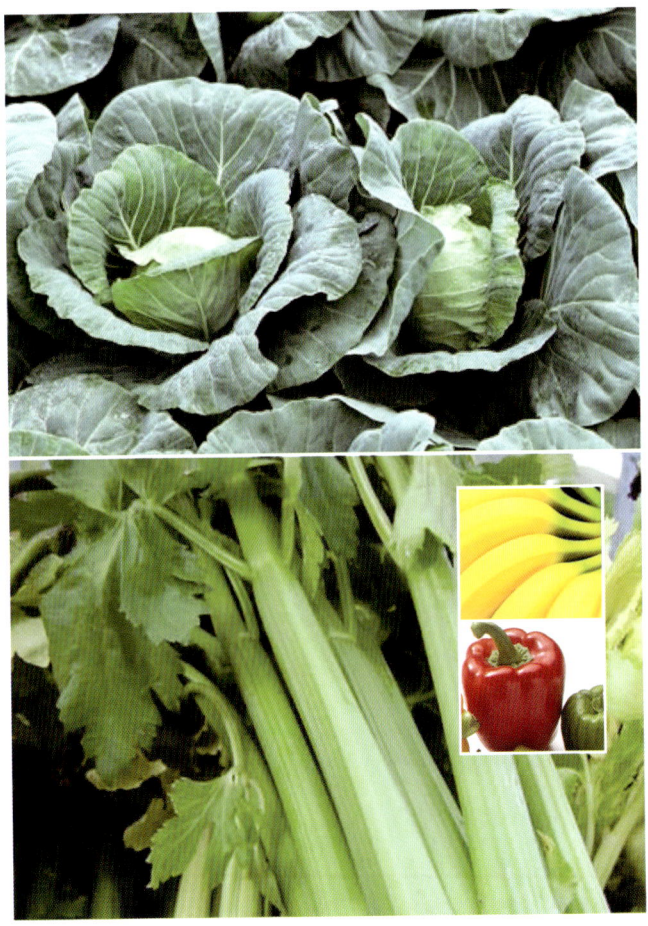

평지 · 사과 주스

알레르기 체질

평지에는 카로틴, 비타민 B_1, B_2, C 등이 풍부하게 함유되어 있다. 시금치와 달라, 수산을 함유하고 있지 않으므로 해가 되는 일이 없다.
훌륭한 알카리성 식품이므로, 고혈압, 빈혈, 감기, 알레르기 체질에 효과적이다.

- 평지, 사과, 요구르트를 믹서에 넣어 갈아서 주스를 만든 다음 레몬즙을 넣는다.
- 평지 100g, 사과 큰 것 1개, 레몬 1/4개, 요구르트 적당량

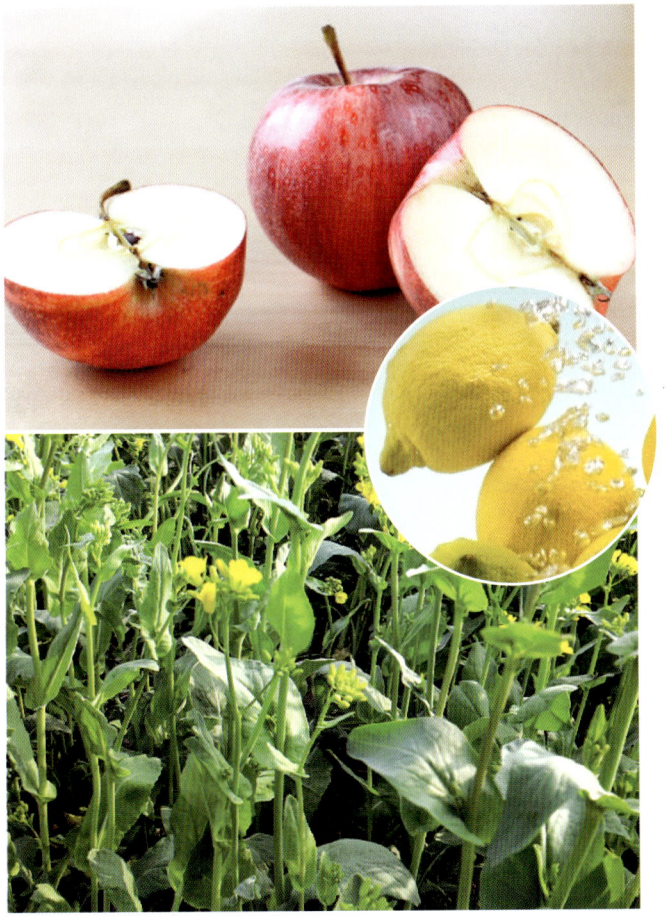

비타민C 주스

치조 농루(齒槽膿漏)

비타민C가 많으므로 치조 농루를 예방하고, 치아의 질이나 잇몸을 튼튼히 하고, 또 감기의 예방에도 효과가 있다.

- 파슬리, 귤, 딸기, 토마토, 파인애플, 요구르트를 믹서기에 넣고 갈아 주스를 만든다.
- 파슬리 30g, 귤중 1/2개, 딸기중 1/2개, 토마토작은 것 1개, 파인애플 60g, 요구르트적당량

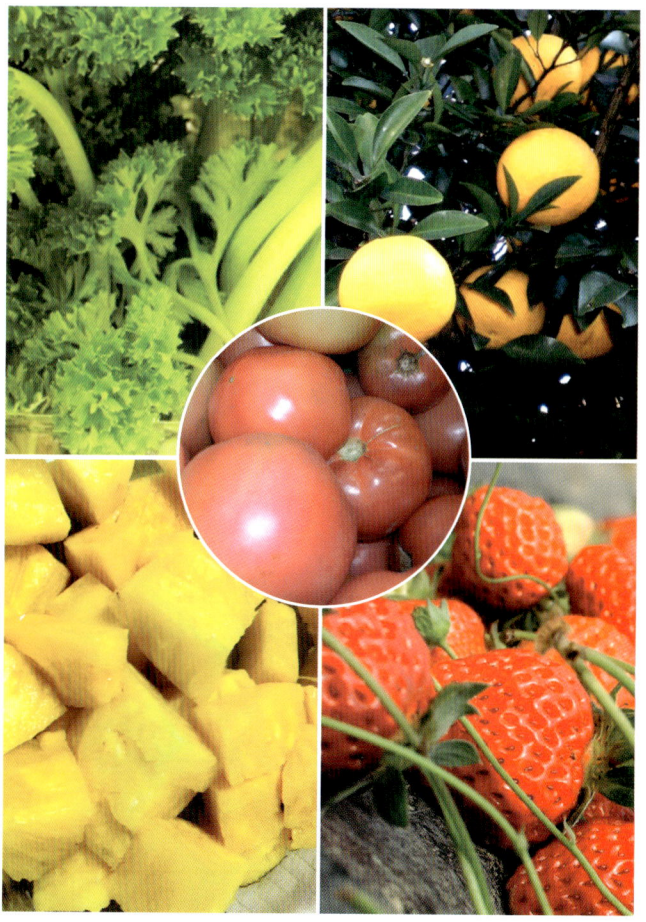

당근 참마 주스

강장 강정 효과

생당근 즙은 비타민A의 풍부한 공급원이다. 이것은 온몸을 정상으로 하여 궤양潰瘍 증상을 자연스럽게 풀어 준다. 비트, 상추, 순무와 혼합하면 당근은 강력한 조혈제造血劑가 된다. 당근은 비타민A 외에도 비타민B, C, D, E, G와 K를 풍부하게 함유하고 있다. 그래서 식욕을 증진하고 소화를 돕는다.
생당근즙은 개인에 따라 다르지만 하루에 500~1200㏄ 또는 4000㏄ 정도를 마셔도 좋다. 또한 당근즙은 전신 강장強壯의 효과가 있다. 참마에는 생식 능력을 높이는 아미노산이 풍부하게 함유되어 있으므로, 중년을 넘어 정력 감퇴를 느끼는 분은 매일 마시면 효과적이다.
강장 강정 효과가 높은 주스이므로 자주 마시면 좋다.

- 당근과 참마에 벌꿀, 요구르트를 넣어 믹서기로 갈아 주스를 만든다.
- 당근 작은 것 1/2개, 참마 100g, 요구르트 적당량

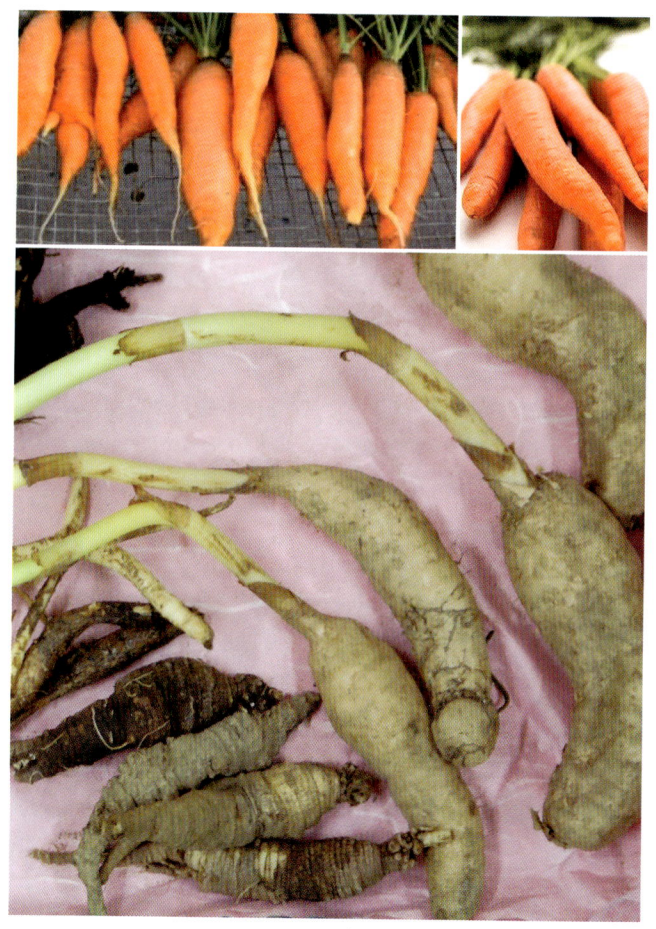

양파 · 샐러리 주스

정력증강

병에 대한 저항력을 높이고, 또 정력 증강에 뛰어난 효과가 있다. 많은 스태미나 생즙 중에서 단연 효과가 뛰어난 주스이다. 양파는 자극이 강하므로 물에 넣었다가 사용하면 좋다. 샐러리즙은 여름철의 무덥고 건조한 계절에, 큰 컵으로 한 잔을 오전에 마시고, 오후의 식간에도 한 잔을 마시면 대단히 상쾌한 기분이 된다는 것은 이미 잘 알려진 사실이다.
그 까닭은 체온을 정상적으로 유지시키는 효과가 있기 때문이다. 주위 사람들이 땀으로 목욕하듯이 고생하고 있을 때 아주 쾌적한 기분으로 있을 수 있다.

- 양파, 당근, 샐러리, 요구르트를 믹서에 넣고, 갈아서 주스를 만든 다음 레몬즙을 넣는다.
- 양파 작은 것 1/2개, 당근 1개, 샐러리 50g, 레몬 1/2개, 요구르트 적당량

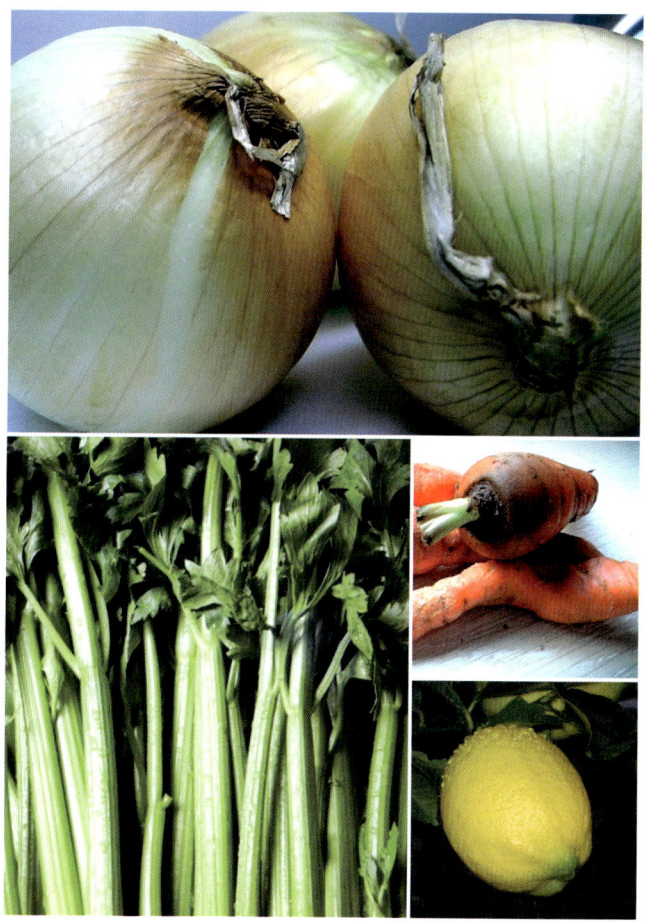

배 · 포도 주스

격렬한 운동 후

배와 포도에 함유된 포도당이 장에서 급속이 흡수되어 체내에서는 곧 에네르기로 형성된다. 격렬한 운동 후나, 위장 장해로 만족스러운 식사를 못할 때 효과적이다.

배즙은 신장을 활발하게 작용하게 하여 물의 배설을 촉진하고, 심장의 활동을 돕는다. 낮잠을 자거나 밤에 자기 전에 마시면 특히 효과가 있다.

배를 너무 많이 먹으면 속이 냉해진다. 소화력이 약한 사람은 배를 먹으면 설사를 일으키기 쉽다. 부스럼이 난 사람이나 산모에게는 좋지 않다.

배는 모양이 잘 생긴 것보다는 못난 것이 맛이 좋다고 한다.

- 포도는 껍질 채, 레몬은 껍질을 벗기고, 당근, 레몬, 배, 포도의 순서로 믹서에 넣고 갈아 주스를 만든다.
- 포도 120g, 배중 1개, 당근작은 것 1개, 레몬 1/6개, 요구르트적당량

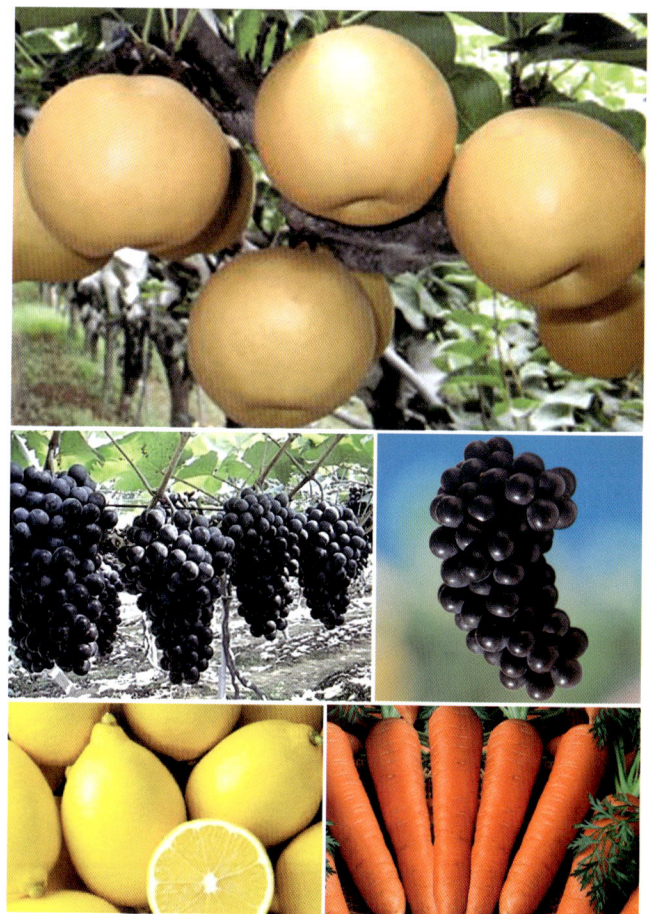

배아 프루츠쉐이크
아침식사의 대용

배아는 곡식의 눈, 쌀의 눈을 말하는데 배아의 생리작용은 사람의 육식과잉에 의한 혈장단백이 많아졌을 때 이를 정상화 시켜주며 혈당, 혈압을 조절해 준다.
주성분은 비타민A, B1, B2, B6, B12, C, E 등이 들어 있다. 한 잔으로 약 150칼로리가 나며, 비타민 미네랄이 풍부하다. 마른 사람은 아침 식사 대신에, 살이 찌고 뚱뚱해지고 싶을 때는 식간에 벌꿀을 넣어 마시면 좋다.

- 바나나, 토마토는 껍질 벗기고, 작게 자르고, 딸기는 깨끗이 씻고, 꼭지를 딴 후 소맥 배아와 우유를 함께 믹서에 갈아 주스를 만든다.
- 소맥배아 큰 숟가락으로 1개, 바나나 1/2개, 딸기 5개, 토마토작은 것 1/2개, 우유 100ml

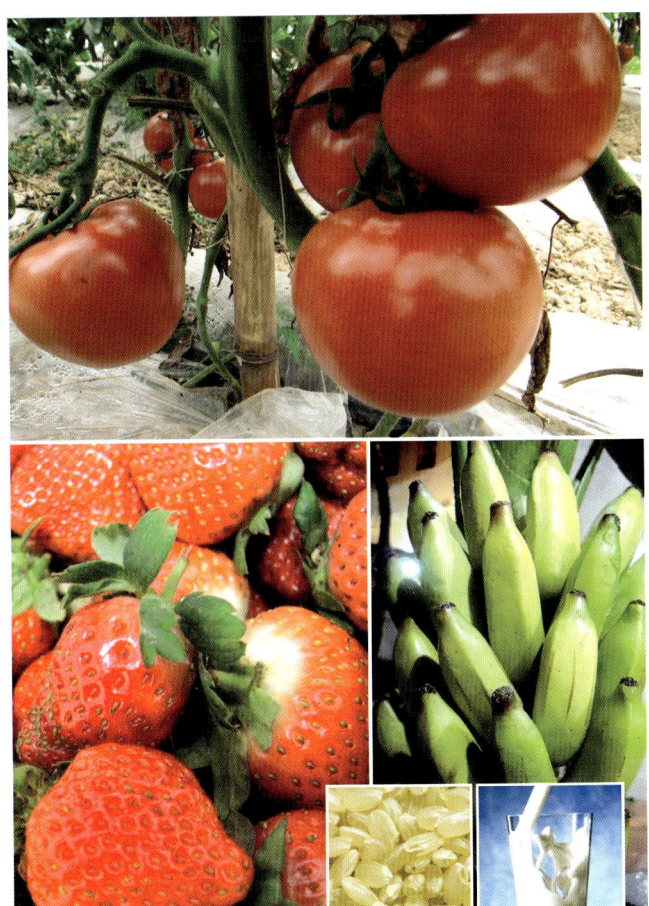

매실·푸른차조기 주스
식중독, 배탈설사

살균력을 가진 매실장아찌와 차조기를 중심으로 한 주스이다. 식중독이나 배탈이 나거나 설사가 심할 때, 뜨거운 물을 넣어서 마시면 좋다. 차조기 잎 가루는 혈액 순환을 돕는 효과가 있으며 씨種子는 이뇨제로 쓰이고 감기 기침약으로 많이 쓰인다.

- 매실장아찌는 하룻밤동안 물에 담구어 소금 염분을 빼고 씨를 빼고, 푸른 차조기, 벌꿀, 뜨거운 물과 함께 믹서에 갈아서 주스를 만든다.
- 매실장아찌 2개, 푸른 차조기 잎, 벌꿀 1큰술, 뜨거운 물 120ml

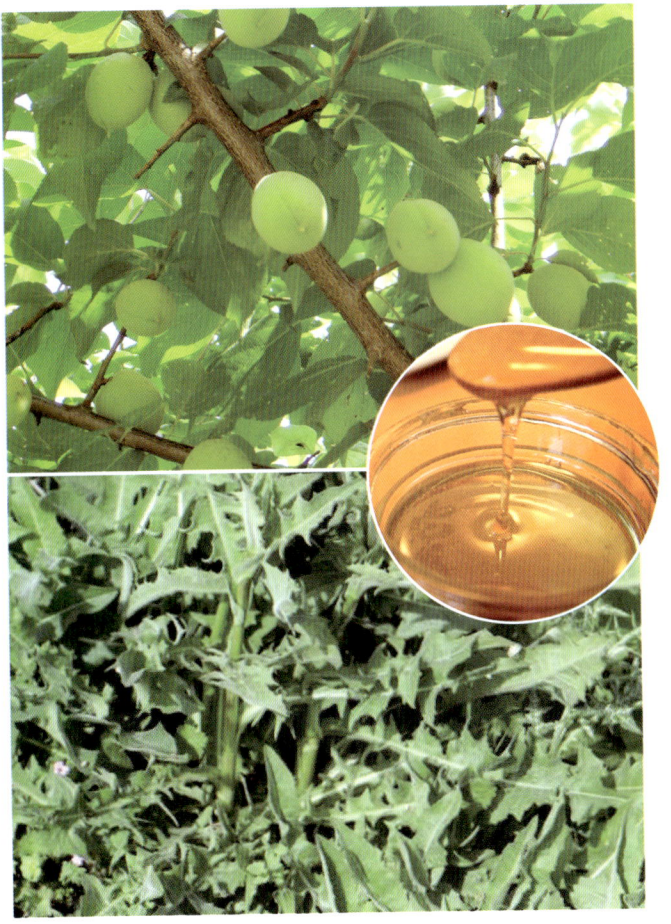

파슬리 믹스 주스

임산부 체력증진

철, 칼슘, 비타민C, B군, 카로틴 등 온갖 영양소가 균형 있게 함유되어 있으므로, 임산부의 체력 증진의 도움이 된다. 생파슬리즙은 충분한 양의 당근, 혹은 상추나 샐러리, 시금치 같은 다른 녹즙과 혼합한 것이 아니면 한 번에 60~70g 이상은 절대로 마시지 않도록 한다. 다른 녹즙과 혼합할 경우에도 다른 즙보다 적은 비율로 섭취하여야 한다.

- 파슬리, 양상치, 평지, 사과, 레몬, 프린스멜론, 요구르트를 함께 믹서에 넣어 갈아 마신다.
- 파슬리 40g, 양상치 60g, 평지 100g, 사과 1/2개, 프린스멜론 작은 것 1/2개, 레몬 1/4개, 요구르트 적당량

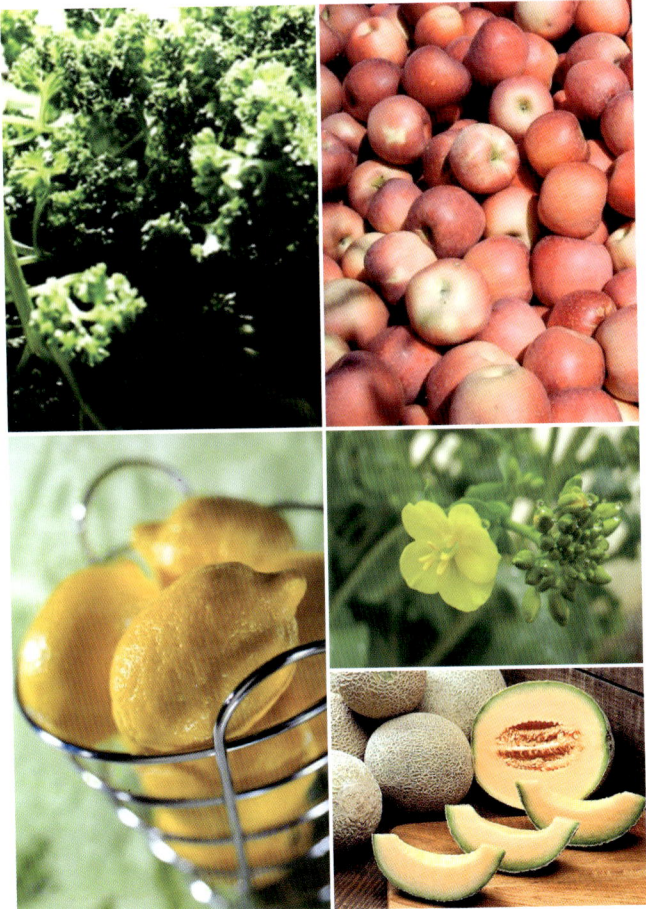

당근 · 시금치 주스

눈의 피로 ⇨

카로틴이나 철분이 풍부한 주스이다. 특히 눈의 피로, 빈혈이나 냉한 체질, 저혈압에 효과적이다. 또, 몸의 저항력이 떨어졌을 때에는 활력의 근원이 된다. 다만 고혈압인 분에게는 맞지 않는다. 시금치즙은 대단히 중요한 것이므로 앞에서 말한 것을 다시 정리해 보기로 한다. 생시금치즙은 빈혈, 변비, 갱년기 장해, 자율신경실조증 모든 질병에 효과가 있다.
시금치는 위, 십이지장, 소장과 같은 소화기관과 대장, 결장結腸을 포함해서 소화관 전체에 제일 활력을 주는 식품으로서 옛날부터 알려져 왔다. 영양소로는 카로틴, 펙틴, 비타민 B_1, B_2, C, 구연산, 사과산, 철 등의 영양이 보충된다.

- 당근, 사과, 시금치, 레몬즙, 요구르트를 믹서에 넣고 갈아서 주스를 만든다.
- 당근중 1/4개, 사과 큰것 1/2개, 시금치 50g, 레몬 1/6개, 요구르트 적당량

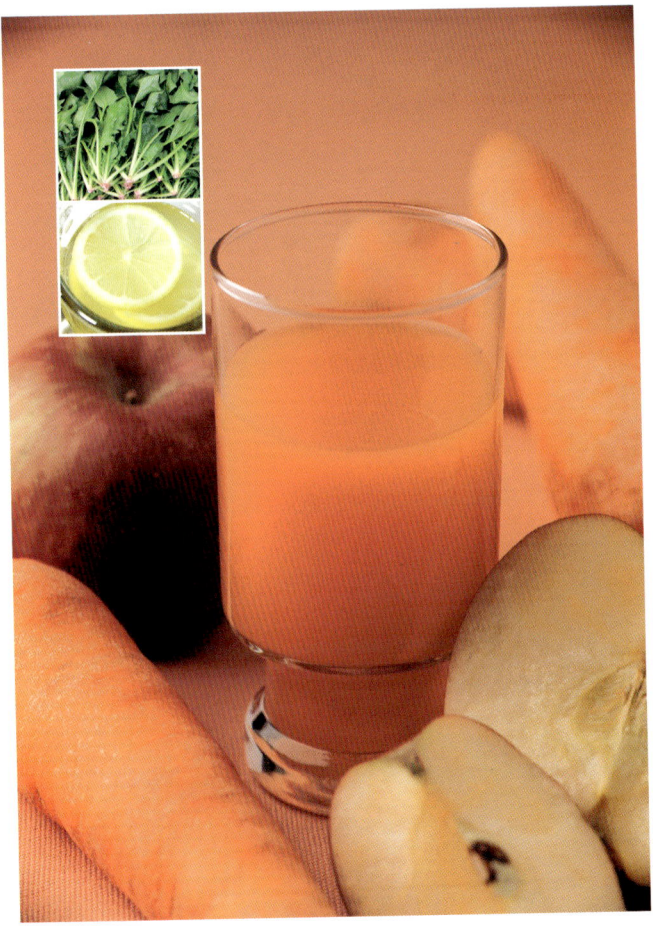

두유 豆乳

허약 체질의 어린이

두유는 액체로 만든 두부라고 할 수 있다. 두유는 위궤양의 치료식품이나 수술 후의 식사로도 좋다. 특히 어린이의 적혈구를 늘려주며 키와 골격의 발달도 좋게 하는 것으로 알려지고 있다.
콩은 밭 고기라고 부를 정도로, 단백질이 풍부하다. 두유로 만들어 먹으면 소화, 흡수가 좋아진다.

- 삶은 콩과 꿀, 우유를 함께 믹서에 넣어 갈아 주스를 만든다.
- 삶은 콩 큰술 1개, 벌꿀 작은술 1개, 우유 적당량

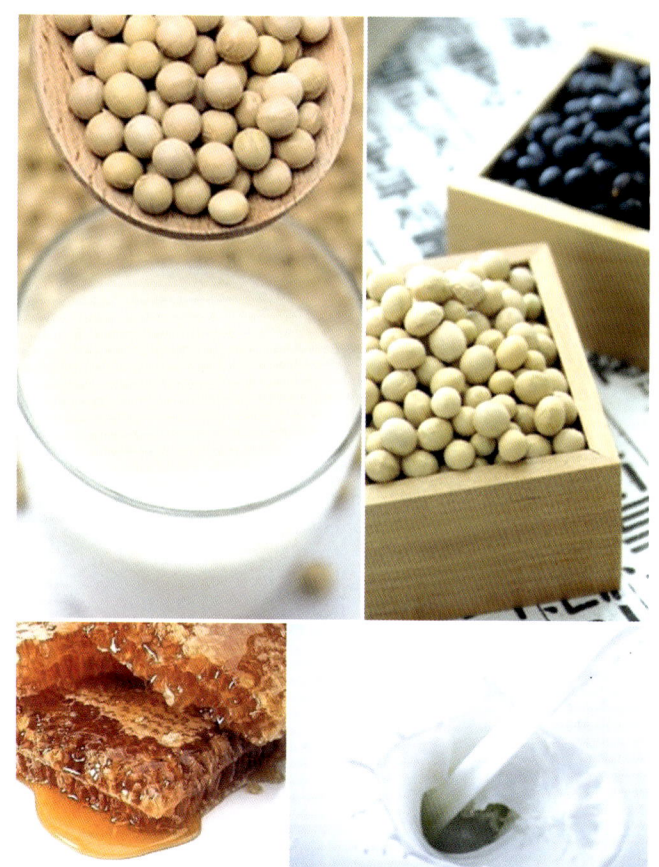

토마토 · 양상추 주스
진마신에 약한 어린이

토마토에 함유되어 있는 비타민의 작용도 좋지만 풍부한 효소의 작용으로 과민 체질의 개선에 효과가 있다. 진마신이 생기기 쉬운 어린아이에게 먹이면 좋다.

또한 토마토는 간장병, 동맥경화, 고혈압, 위장병, 빈혈에 효과가 있다. 토마토즙은 많은 녹말과 고기를 먹은 후, 산성과잉으로 된 상태를 중화하는 데 필요한 원소들이 아주 풍부하다.

- 프린스멜론은 껍질을 벗기고, 양상추, 토마토, 파슬리, 요구르트를 합쳐 믹서에 넣어 주스를 만든다.
- 양상추 50g, 토마토 1/2개, 파슬리 30g, 프린스멜론중 1/3개, 요구르트 적당량

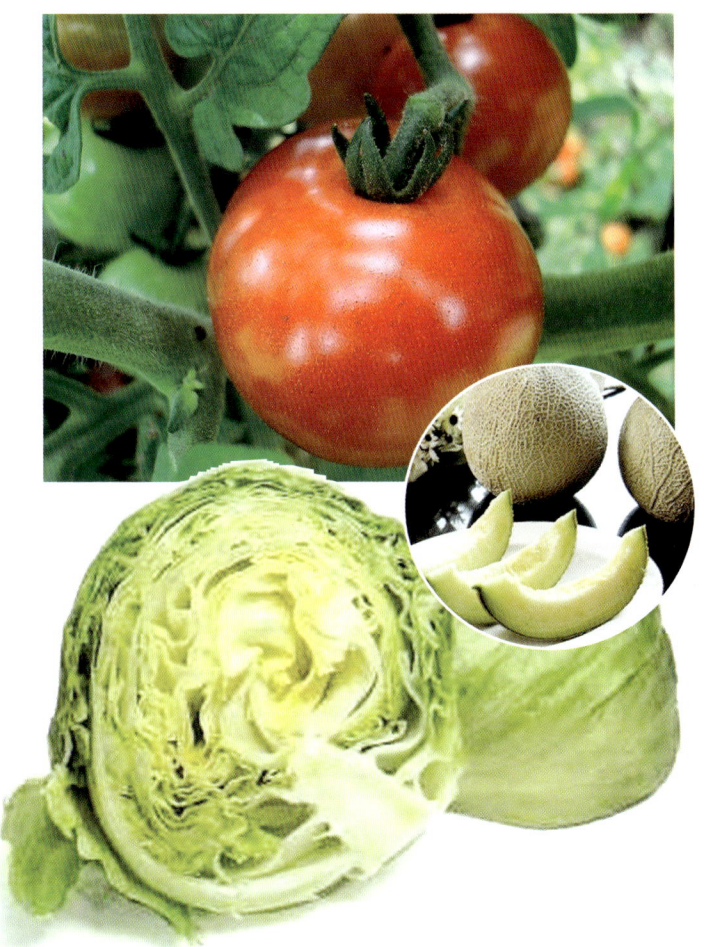

팥 밀크믹스 주스

어린이의 성장발육

영양가가 높고, 추위에 대한 저항력을 기른다. 또, 발육기의 어린아이의 신장을 늘리는데 또 도움이 된다.
팥에는 4% 가량의 섬유가 있어 장을 자극하는 작용을 하므로 변비에 탁월한 효능이 있으며 곡류 중에 비타민B_1이 가장 많은 편이다.

- 삶은 팥, 우유, 벌꿀을 믹서에 넣어 갈아 주스를 만든다.
- 삶은 팥 1/3컵, 우유 120ml, 벌꿀 1큰술

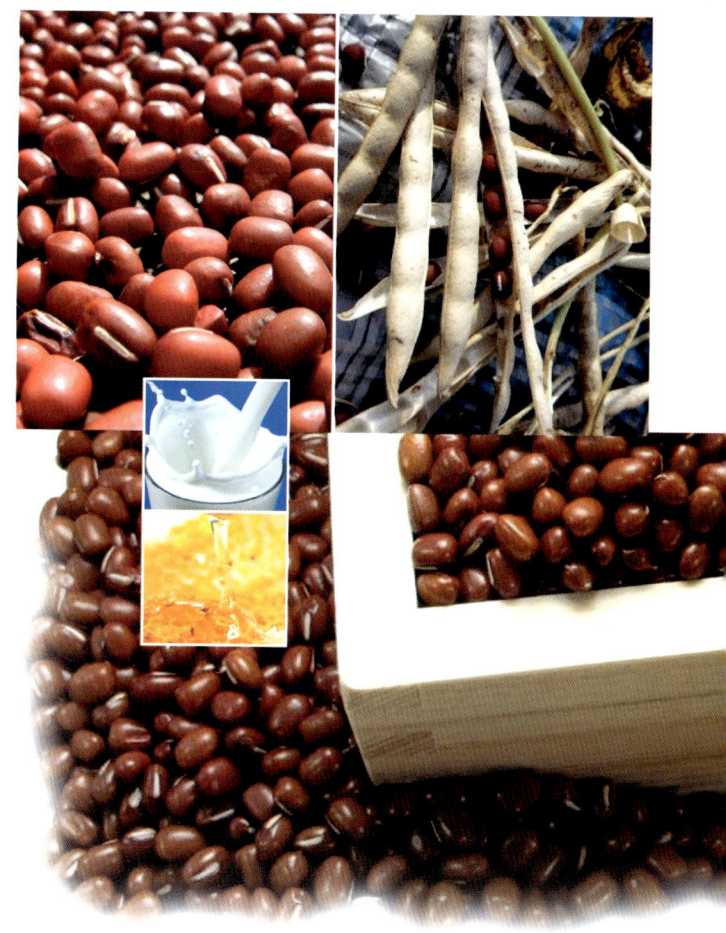

딸기 · 야채주스

피부가 거칠어질 때

비타민 B₁, C, 칼슘 등이 풍부하게 함유된 주스이므로, 살갗이 거칠어지기 쉬울 때나 살갗이 피로할 때, 과민증 검버섯, 주근깨에도 좋다.
또한 호르몬 조절을 하는 부신피질의 기능을 왕성하게 하므로 체력을 증진시키고 피부를 아름답게 하며 혈액을 맑게 하는 작용도 한다.

- 딸기, 사과, 평지, 샐러리, 그린아스파라거스, 레몬과 우유를 믹서에 넣고 함께 갈아 주스를 만든다.
- 딸기중 8개, 사과중 1/4개, 평지 50g, 샐러리 30g, 그린아스파라거스중 2개, 레몬 1/4개, 우유적당량

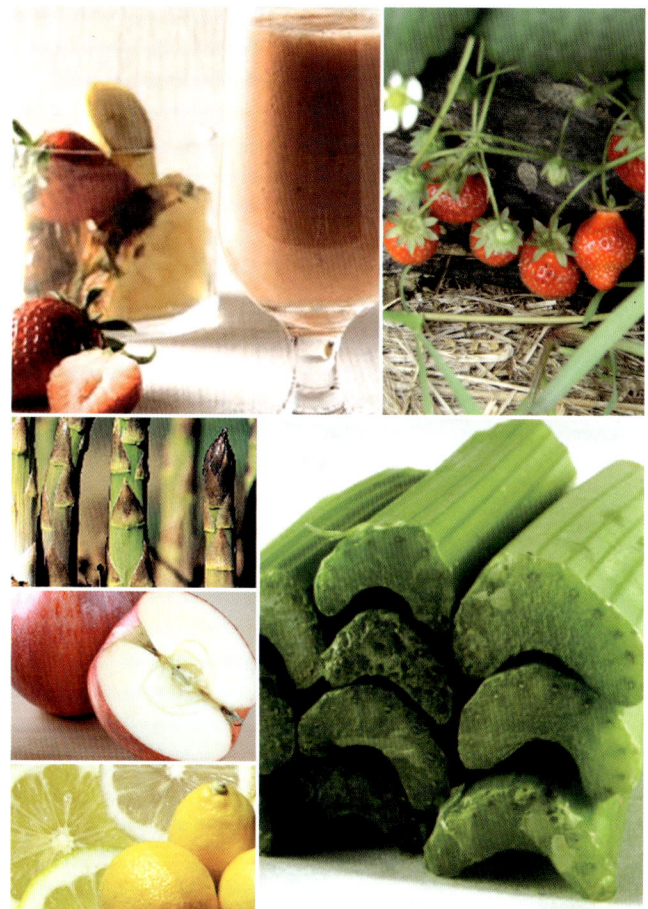

파인애플 · 야채주스
피부가 햇볕에 탔을 때

이 주스 한 잔에, 비타민C가 약 130mg나 함유되어 있다. 바다와 산에서 피부가 햇볕에 타서 검어졌을 때 이것을 계속 복용하면 효과적이다.

산으로 능금산, 구연산이 들어있고 가장 큰 특색으로 성분 중에 단백질 분해 효소인 브로메린Bromerin이 들어 있어 살고기와 섞어놓으면 고기의 질을 연하게 해주는 작용이 있으므로 불고기를 먹은 다음 파인애플을 먹게 되면 소화를 촉진시킨다.

- 피망을 잘라서 씨를 빼고 파인애플은 껍질을 벗기고, 토마토는 꼭지를 따고 양배추, 파슬리, 요구르트를 믹서에 넣어 갈아 주스를 만든다.
- 피망중 1개, 파인애플 100g, 양배추 50g, 토마토 1/2개, 파슬리 30g, 요구르트 적당량

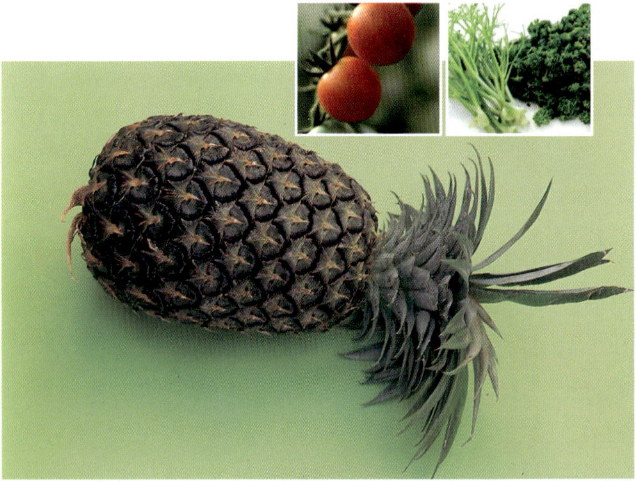

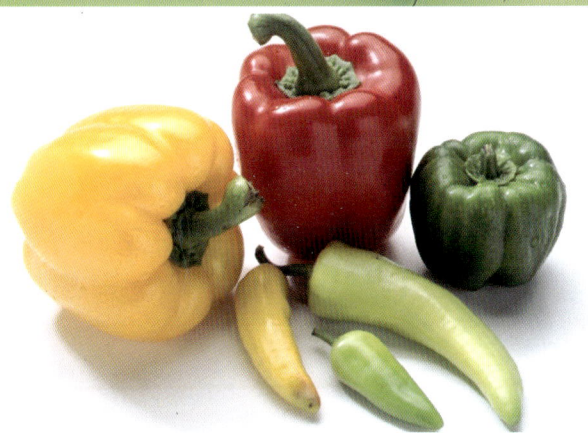

토마토 · 사과 주스

변비, 피로회복

사과에 많이 함유된 펙틴이 정장작용을 발휘하기에 변비에 효과가 있다. 또 구연산이 많으므로, 피로 회복에도 효과적이다. 토마토는 가장 널리 쓰이는 녹즙의 하나이다. 신선한 토마토즙은 가장 효과가 있고, 소화가 잘되며 알칼리성 반응을 나타낸다.

토마토는 비교적 많은 구연산과 능금산, 그리고 약간의 수산修酸을 함유한다. 이러한 산은 산 유기물의 경우라면 모두 신진대사의 과정에 필요하므로 유익한 것이라 할 수 있다.

- 바나나, 레몬, 양배추, 토마토, 사과의 순으로 믹서에 넣고 갈아서 주스를 만든다.
- 토마토작은 것 1개, 바나나중 1/2개, 양배추 50g, 사과중 1/2개, 레몬 1/6개, 요구르트적당량

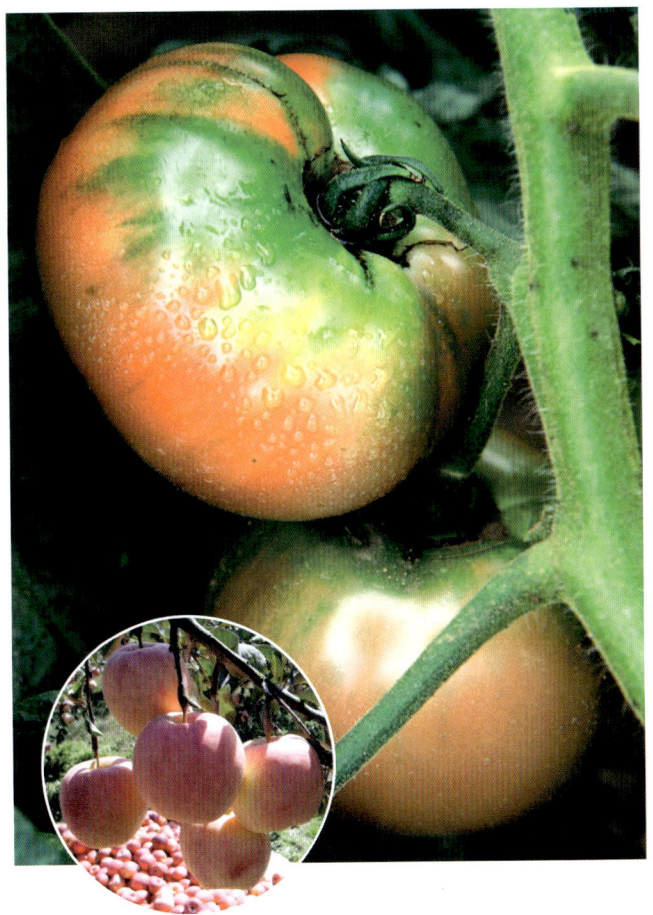

파슬리 · 샐러리 주스
안색이 창백할 때

증혈과 혈액 순환을 좋게 하는 작용이 있다. 안색이 나쁠 때, 스태미너가 없을 때, 저혈압일 때 효과가 있다. 또 수족이 찬 분은 생강즙 5~6 방울 섞으면 좋다.

샐러리는 비타민 B_1와 B_2의 함량이 다른 채소보다 10배 이상이나 들어있고 조혈작용을 하는 철분이 많은 것이 특색이다.

효능으로는 신진대사를 촉진하여 신경계 질환을 안정시킨다. 축적된 피로를 몰아내고 스태미너를 증진시킨다.

위의 활동을 원활하게 한다. 동상에는 줄기를 가지고 찜질을 해준다. 먹을 때 약간 진한 냄새가 나는 것은 칼슘의 과잉으로 인한 것이니 그대로 먹어도 좋다.

- 파슬리, 샐러리, 사과, 레몬, 요구르트를 믹서에 넣어 주스를 만들어 마신다.
- 파슬리 30g, 샐러리 40g, 레몬 1/4개, 사과작은 것 1개, 요구르트적당량

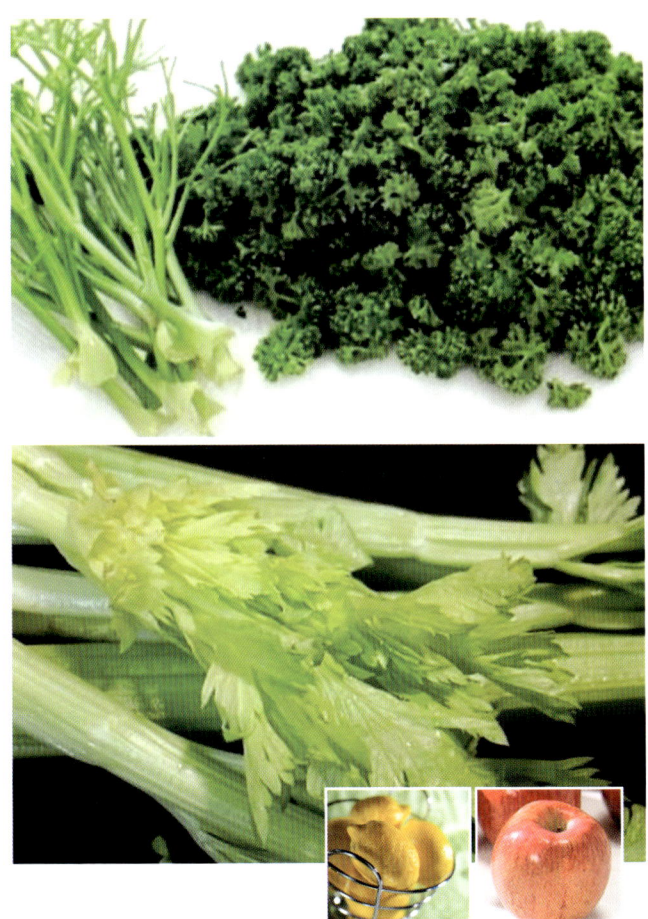

비타민A 주스

고혈압 · 동맥경화

카로틴이 풍부하게 함유되어 있는 주스이므로, 고혈압, 동맥경화에는 효과적인 주스이다.
또 혈액 순환을 좋게 하므로 피부가 트는 것, 잔주름으로 고통을 받을 때, 그리고 편도선이 잘 부을 때에도 효과가 있다. 영양소로는 카로틴, 비타민B1, B2, C, 칼슘, 철, 엽산 등이 있다.

- 프린스 멜론의 껍질을 벗기고 파슬리, 평지, 당근, 피망, 요구르트를 함께 믹서에 넣고 주스를 만든다.
- 파슬리 20g, 평지 20g, 당근 1/2개, 피망 2개, 프린스멜론 1/2개, 레몬 1/4개, 요구르트 적당량

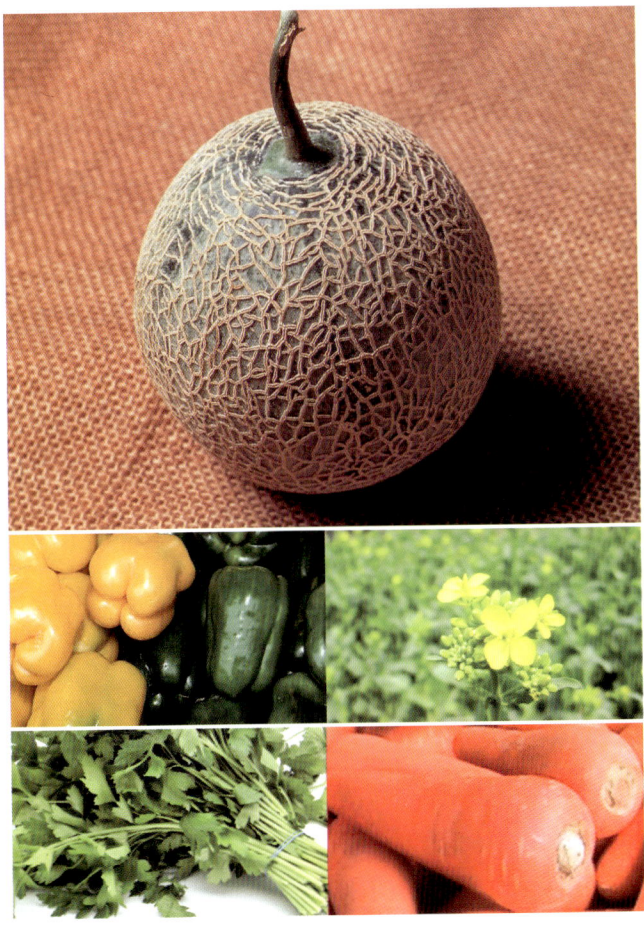

소맥배아 · 바나나 주스
피로회복

비타민 B₁이 부족하면 스태미나가 떨어지고 식욕이 감퇴하며 쉽게 피곤해진다. 소맥배아로 비타민B₁의 부족을 보충하고 바나나와 꿀을 넣어 피로 회복을 돕는다.
바나나는 열량이 높고 전분이 풍부하게 들어 있어 빨리 기력을 회복할 수 있게 해준다.

- 바나나는 껍질을 벗겨 믹서에 넣고 꿀, 요구르트, 소맥배아를 함께 넣어 갈아 주스를 만든다.
- 바나나 1/2개, 소맥배아 1작은 술, 꿀 1작은 술, 요구르트 적당량

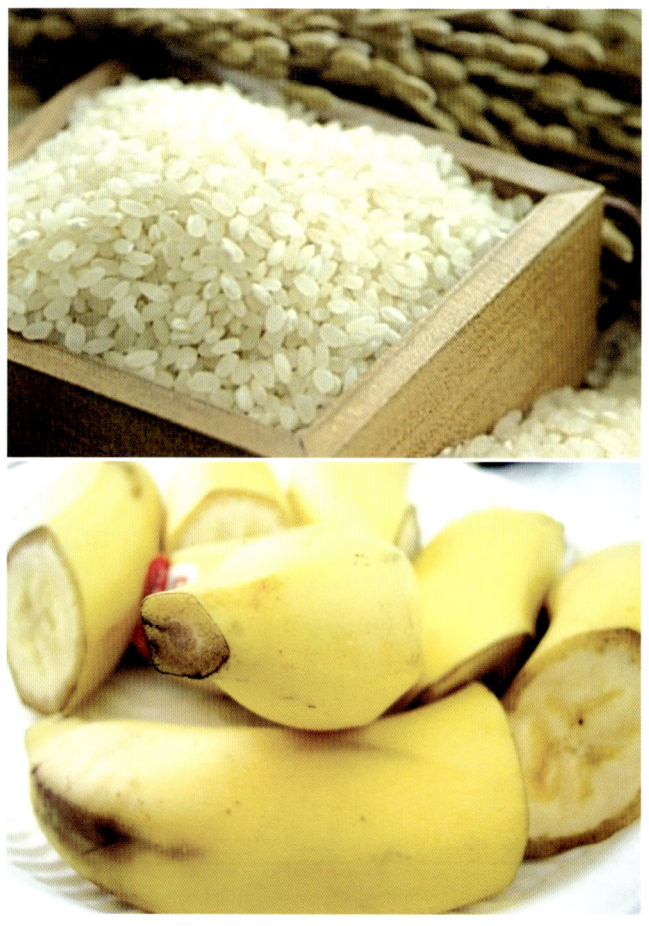

감 · 무청 주스

신장병 · 위장청소

감에는 칼륨이 많이 들어 있는데 이 칼륨이 몸속에 남아 있는 과다섭취된 염분을 몸 밖으로 내보내는 역할을 한다.

무즙은 잎과 뿌리를 가지고 만든다. 잎만을 사용하거나 뿌리만을 사용하는 경우는 너무 강하므로 단독으로 사용하지 않도록 한다. 무즙은 당근즙과 병용하면 양쪽의 원소들이 신체의 점막의 상태를 회복시켜 주는 작용을 한다.

고추냉이를 먹은 뒤 약 한 시간 후에 먹으면 더 큰 효과가 있다. 무는 점막을 진정시키고 치유시키며 고추냉이 소스가 녹여 준 점액을 청소하는 효력이 있다. 그와 동시에 무즙은 점막을 정상 상태로 만드는 효력이 있다.

- 감과 무청을 적당한 크기로 썬다. 샐러리, 감, 무청, 사과, 레몬, 요구르트를 믹서기에 넣고 갈아 주스를 만든다.
- 감 1개, 무청, 샐러리 30g, 사과 1/2개, 레몬 1/4개, 요구르트적당량

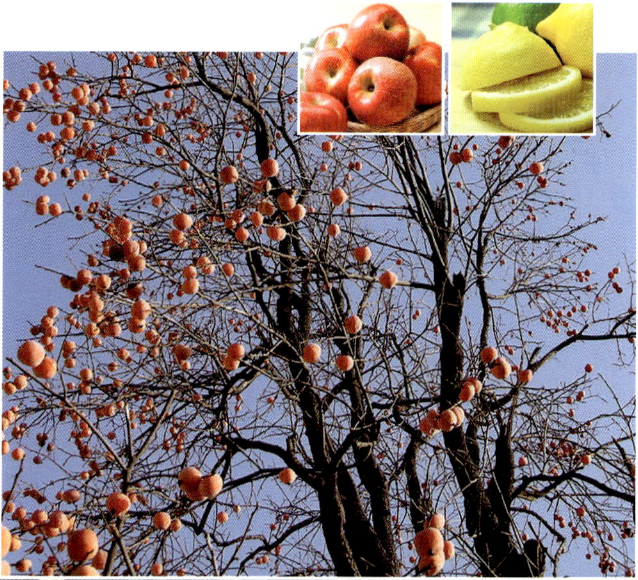

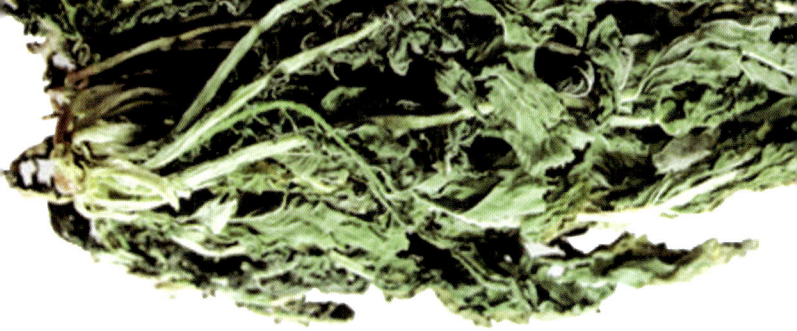

토마토 · 밀크 주스

간장병

간장은 각종 비타민과 당분, 지방질 등을 몸에서 필요할 때 힘이 되도록 재처리해서 저장해 두는 곳으로 양질의 단백질로 되어 있어 비타민과 단백질을 풍부하게 섭취해야 한다.
토마토즙은 녹말과 설탕이 포함되어 있는 식사와 함께 먹어서는 안 된다. 왜냐하면 녹말이나 설탕이 토마토의 알칼리성 반응을 중화시켜 버리기 때문이다.
그러나 단독으로 먹거나 혹은 녹말이나 설탕이 포함되지 않은 식사 중간에 먹을 경우에는 자연 알칼리화제化劑로서 유익하다. 토마토즙에 안식향산나트륨을 넣는 것은 유해하다.

- **토마토**는 깨끗하게 씻어 적당한 크기로 잘라 **우유**와 함께 믹서기에 넣고 갈아 주스를 만든다.
- 토마토 1개, 우유 적당량, 꿀 1큰술

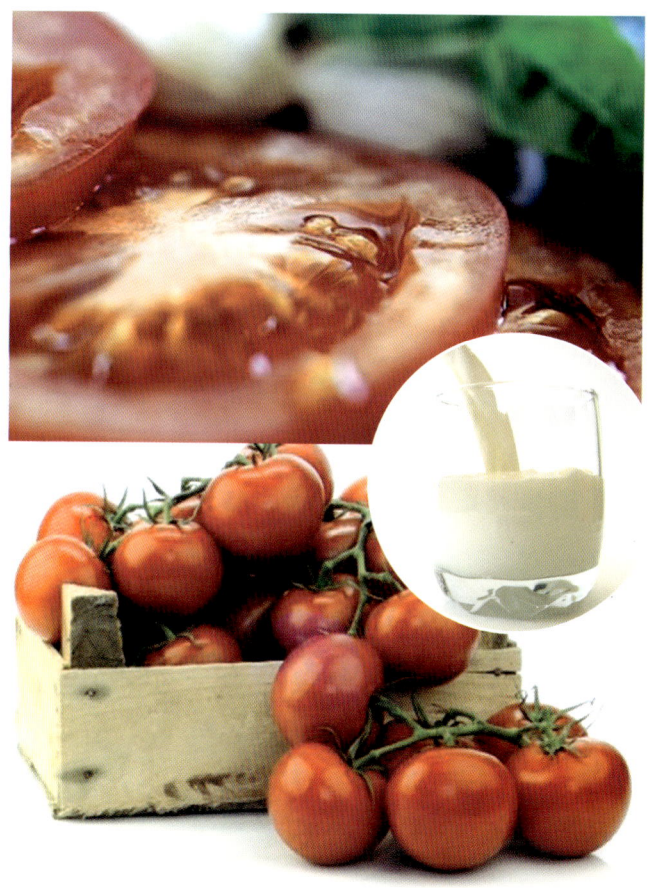

파슬리 · 레몬 주스
비타민C 결핍증

한 잔 속에 비타민C가 약 120mg이나 들었다. 검버섯, 기미, 주근깨 등에도 효과적이다. 잇몸에서 피가 나올 때도 효과적이다. 특히 파슬리의 성분은 비트즙, 또 비트, 당근, 오이의 혼합즙과 함께 먹으면 월경을 촉진시킨다.
매일의 식사에서 진한 녹말과 설탕을 사용한 식품을 제거하고 이들 야채즙을 규칙적으로 섭취하면 월경불순에 의한 경련을 일으키지 않고 치료된다. 영양소는 카로틴, 비타민C, B_1, B_2, P, 칼슘, 철, 구연산 등이 있다.

- 오렌지는 껍질을 베끼고 파슬리와 요구르트를 믹서에 넣고 갈아 주스를 만들고 레몬즙을 넣는다.
- 파슬리 30g, 레몬 1/2개, 오렌지 1/2개, 요구르트 적당량

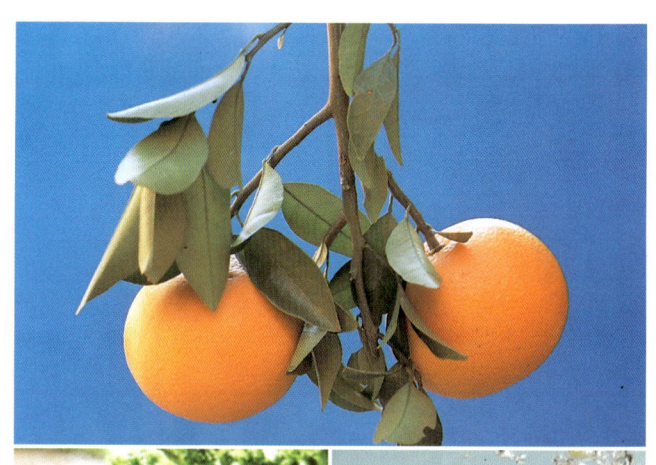

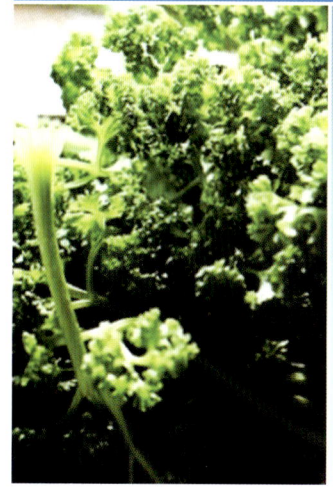
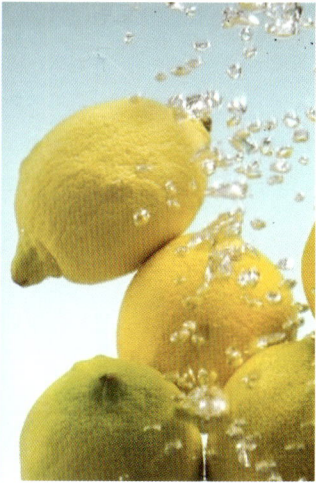

평지 · 파인 주스

건강과 미용

습진이 생기기 쉬운 아이들에게는 파인애플의 향기가 평지의 풋내를 없애주며 맛있게 마실 수 있다.
변비, 검버섯, 기미, 주근깨 등에도 효과가 있으므로, 미용 주스로서도 효과적이다.
주된 영양소는 카로틴, 비타민B_1, B_2, C, 펙틴, 비오틴판토텐산, 사과산, 주석산, 구연산, 철, 칼슘 등이 있다.

- 파인애플과 평지, 요구르트를 믹서에 넣어 갈아 주스를 만든다.
- 평지 50g, 파인애플 200g, 레몬 1/4개, 요구르트나 우유 적당량을 넣는다.

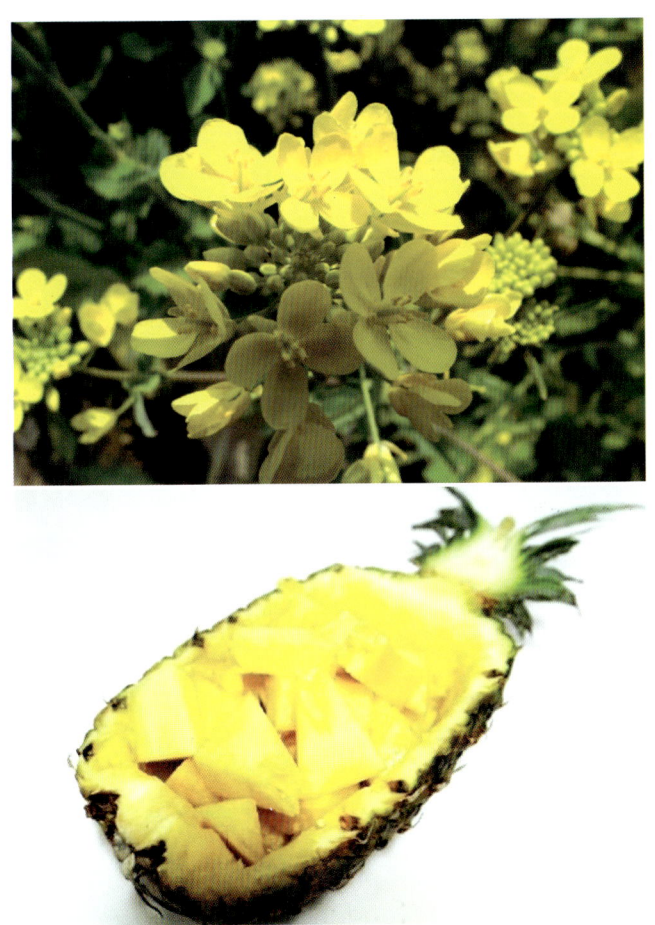

사과 · 인삼 주스

야채 결벽증

자연이 주는 영양과 체력에 효과를 볼 수 있다. 또한 저항력이 있는 체력 향상에 효과가 있고 눈의 피로에 좋은 재료이다. 특히 한창 자라는 아이들에게 먹이면 체질개선에 좋다.
영양소로는 펜틴, 사과산, 주석산, 구연산, 판토텐산, 철, 칼슘 등이 있다.
인삼의 효능은 다양하지만 주로 장수, 강장, 강정에 많이 사용되며 생리작용으로 인삼 특유의 향기성분은 여러 가지 화합물의 복합체로서 소량은 흥분, 대량은 마비작용으로 혈관운동과 중추 및 호흡중추를 흥분시킨다.

- 인삼, 사과, 당근, 요구르트를 믹서에 넣어 주스를 만들고 레몬즙을 넣는다. 막 만든 것을 마셔야 효과적이다.
- 인삼 1뿌리, 사과 1/2개, 당근 1/2개, 레몬 1/6개, 요구르트나 우유 적당량을 넣는다.

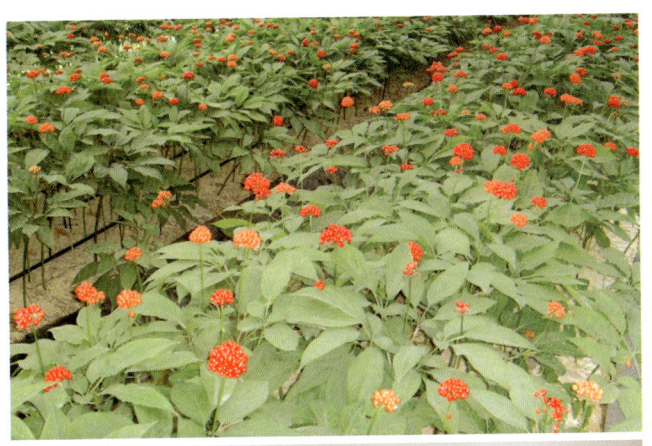
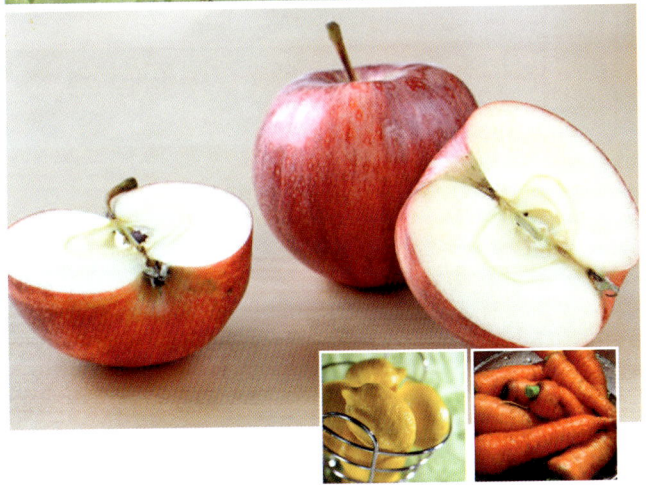

토마토 · 사과 주스

간장보호

이 주스는 아미노산을 많이 함유해 뇌를 건강하게 하는 효과가 있다.
또, 소화액의 분비 촉진에도 좋고, 간장 기능을 강화하는 작용도 있다. 비만, 동맥경화, 고혈압에도 효과가 있다.
그 밖에 미용에도 효과적인 주스이다. 영양소로는 비타민C, 비타민B6, 비타민K, 루틴, 사과산, 구연산, 펙틴, 주석산, 칼슘 등이 있다.

- 토마토는 꼭지를 따고 사과, 양배추, 우유나 요구르트를 믹서에 넣고 갈아 주스를 만든다.
- 토마토중 2개, 사과중 1/2개, 양배추 100g, 요구르트 적당량

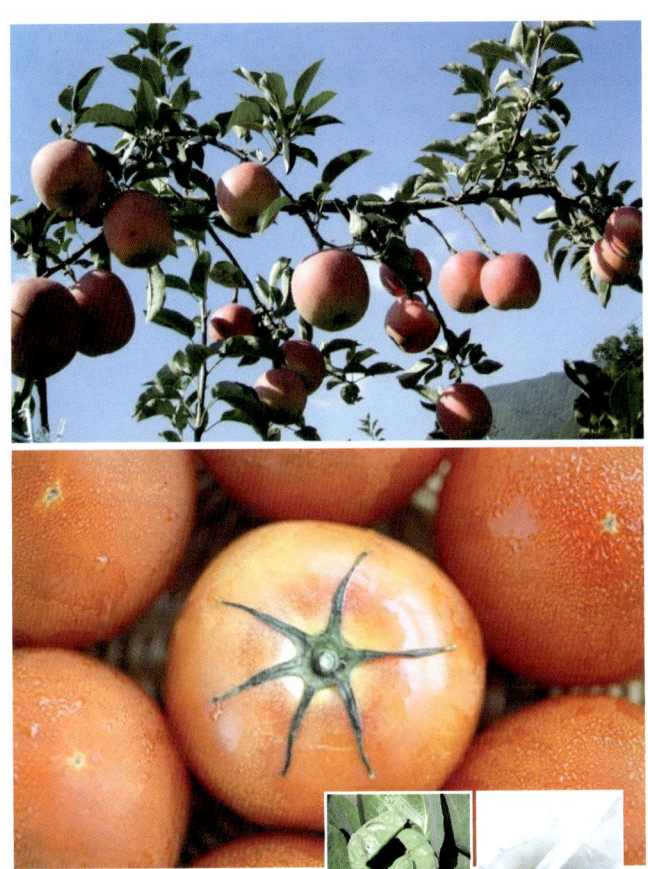

해독쥬스

초판 1쇄 발행 2012년 1월 10일
초판 3쇄 발행 2023년 4월 20일

엮은곳 자연과 사람
펴낸곳 아이템북스
디자인 김영숙
마케팅 최용현

출판등록 2001년 8월 7일 제2-3387호
주소 서울시 마포구 동교로 75
전화 02-332-4337
팩스 02-3141-4347

● 파본이나 잘못된 책은 교환해 드립니다.